「十三五」国家重点图书出版规划项目

国家出版基金项目
NATIONAL PUBLICATION FOUNDATION

中医古籍名家点评丛书

总主编◎吴少祯

元·朱彦修◎撰
施仁潮◎点评

格致余论

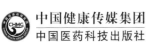
中国健康传媒集团
中国医药科技出版社

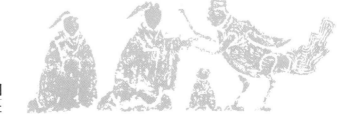

图书在版编目（CIP）数据

格致余论／（元）朱彦修撰；施仁潮点评 . —北京：中国医药科技出版社，
2018.1

（中医古籍名家点评丛书）

ISBN 978 – 7 – 5067 – 9847 – 1

Ⅰ.①格… Ⅱ.①朱… ②施… Ⅲ.①医论－中国－元代 Ⅳ.①R249.47

中国版本图书馆 CIP 数据核字（2017）第 310999 号

美术编辑 陈君杞

版式设计 南博文化

出版 **中国健康传媒集团** | 中国医药科技出版社

地址 北京市海淀区文慧园北路甲 22 号

邮编 100082

电话 发行：010 – 62227427 邮购：010 – 62236938

网址 www. cmstp. com

规格 710 × 1000mm $^1/_{16}$

印张 6 $^3/_4$

字数 65 千字

版次 2018 年 1 月第 1 版

印次 2022 年 6 月第 2 次印刷

印刷 三河市百盛印装有限公司

经销 全国各地新华书店

书号 ISBN 978 – 7 – 5067 – 9847 – 1

定价 **20. 00 元**

获取新书信息、投稿、
为图书纠错，请扫码
联系我们。

出版者的话

　　中医药是中国优秀传统文化的重要组成部分之一。中医药古籍中蕴藏着历代名家的思维智慧与实践经验。温故而知新，熟读精研中医古籍是当代中医继承、创新的基石。新中国成立以来，中医界对古籍整理工作十分重视，因此在经典、重点中医古籍的校勘注释，常用、实用中医古籍的遴选、整理等方面，成果斐然。这些工作在帮助读者精选版本、校准文字、读懂原文方面发挥了良好的作用。

　　习总书记指示，要"切实把中医药这一祖先留给我们的宝贵财富继承好、发展好、利用好"，从而对弘扬中医药学、更进一步继承利用好中医药古籍提出了更高的要求。为此我们策划组织了《中医古籍名家点评丛书》，试图在前人整理工作的基础上，通过名家点评的方式，更进一步凸显中医古代要籍的学术精华，为现代中医药的发展提供借鉴。

　　本丛书遴选历代名医名著百余种，分批出版。所收医药书多为传世、实用，且在校勘整理方面已比较成熟的中医古籍。其中包括常用经典著作、历代各科名著，以及古今临证、案头常备的中医读物。本丛书致力于将现有相关的最新研究成果集于一体，使之具备版本精良、校勘细致、内容实用、点评精深的特点。

参与点评的学者，多为对所点评古籍研究有素的专家。他们学验俱丰，或精于临床，或文献功底深厚，均熟谙该古籍所涉学术领域的整体状况，又对其书内容精要揣摩日久，多有心得。本丛书的"点评"，并非单一的内容提要、词语注释、串讲阐发，而是抓住书中的主旨精论、蕴含深义、疑惑谬误之处，予以点拨评议，或考证比勘，溯源寻流。由于点评学者各有专擅，因此点评的形式风格也或有不同。但其共同之点是有益于读者掌握、鉴识所论医籍或名家的学术精华，领会临床运用关键点，解疑破惑，举一反三，启迪后人，不断创新。

我们对中医药古籍点评工作还在不断探索之中，本丛书可能会有诸多不足之处，亟盼中医各科专家及广大读者给予批评指正。

中国医药科技出版社

2017年8月

余序

　　作为毕生研读整理、编纂古今中医临床文献的一员，前不久，我有幸看到张同君编审和全国诸多相关教授专家们合作编撰《中医古籍名家点评丛书》的部分样稿。感到他们在总体设计、精选医籍、订正校注，特别是名家点评等方面卓有建树，并能将这些名著和近现代相关研究成果予以提示说明，使古籍的整理探索深研，呈现了崭新的面貌。我认为这部丛书不但能让读者系统、全面地传承优秀文化，而且有利于加强对丛书所选名著学验主旨的认识。

　　在我国优秀、靓丽的文化中，岐黄医学的软实力十分强劲。特别是名著中的学术经验，是体现"医道"最关键的文字表述。

　　《礼记·中庸》说："道也者，不可须臾离也。"清代徽州名儒程瑶田说："文存则道存，道存则教存。"这部丛书在很大程度上，使医道和医教获得较为集中的"文存"。丛书的多位编集者在精选名著的基础上，着重"点评"，让读者认识到中医药学是我国优秀传统文化中的瑰宝，有利于读者在系统、全面的传承中，予以创新、发展。

　　清代名医程芝田在《医约》中曾说："百艺之中，惟医最难。"特别是在一万多种古籍中选取精品，有一定难度。但清代造诣精深的名医尤在泾在《医学读书记》中告诫读者说："盖未有不师古而有济于今者，亦未有言之无文而能行之远者。"这套丛书的"师古济今"十分昭著。中国医药科技出版社重视此编的刊行，使读者如获宝璐，今将上述感言以为序。

中国中医科学院

余瀛鳌

2017年8月

目录 | Contents

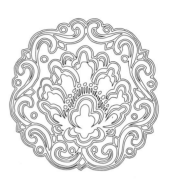

全书点评 | ⊕

　　《格致余论》为朱丹溪的代表作。丹溪，名震亨，浙江金华（今浙江省义乌市）人，世居丹溪，人称丹溪翁。丹溪年三十因母患脾病，读《素问》而涉医。36 岁从朱熹四传弟子许谦学习理学，40 岁时，因许氏病久，勉其学医，遂弃儒而致力于医，从学于刘完素的再传弟子罗知悌。其学源于《素》《难》，深受理学影响，兼采刘河间、张从正、李东垣诸家之长，著有《格致余论》《局方发挥》《本草衍义补遗》等，其中《格致余论》为其代表作。

一、成书背景

　　丹溪生活于元朝，是时，在异族统治下，民众倍受剥削压迫，生活贫困，但统治阶级却穷奢极欲，过着极度荒淫无耻的糜烂生活；还有一部分士大夫由于消极苟安心理，整天醉生梦死，悠情纵欲。这些人常因酒色过度而致身体衰败，患疾丧生。"近年以来，五十岁以下之人，多是怯弱者，况嗜欲纵悠，十倍于前。"

　　江南人弱，受不得孟浪性烈之品，其地卑而热盛，湿热相火为病甚多。加之《局方》盛行，罔间南北，翕然成俗，医家和病人受《局方》影响，不能正确辨证，滥用温补、香燥辛热之剂。

　　《局方》即《太平惠民和剂局方》，为宋代官方颁布的方书，其书特点，"可以据证检方，即方用药，不必求医，不必修制，寻赎现成丸散，疾病便可安痊"。于是，"官府守之以为法，医门传之以为业，病者恃之以立命，世人习之以成俗"。应该说，其书不乏配伍精妙之方，但是，"集前人已效之方，应今人无限之病，何异刻舟求剑，按图索骥"，只有"方证对应"，没有临机应变，造成了滥用温热的危害。

丹溪痛恨《局方》盛行，翕然成俗而贻害，深悟湿热相火为病甚多，而历代医家未得发明，阴不足而阳有余之论未得表彰，深感掺古方以治今病，其势不能尽合，又知医之为书，非《素问》无以立论，非《本草》无以主方。于是追根溯源，遵《内经》及仲景之书，发挥经旨，参合理学，融会河间、戴人、东垣、海藏诸家，结合临床体验，作《格致余论》。其书"述《金匮》之治法，以证《局方》之未备"，抒发湿热相火、阳常有余阴常不足之学术思想，强调"阴易乏，阳易亢"，攻击宜详审，正气须保护，当以《局方》为戒，慎用燥热。

书成，思及"古人以医为吾儒格物致知一事，故目其篇曰《格致余论》"。格致，即"格物致知"，系儒家语。元代学者许谦将其作为探究理学的手段，丹溪为其弟子，承其学，取名"格致"，反映了其书要旨在于考证推论，探究医理。

二、主要学术思想

《格致余论》以《阳有余阴不足论》《相火论》两篇为中心内容，陈述"阳常有余，阴常不足"及"相火为病"的学术思想，强调保护阴精的必要，是其倡导的养阴学说的坚实基础。其他各篇，围绕着"保养阴津"及"气血痰郁"等观点，深入阐发其学术主张。

其中《阳有余阴不足论》从"天人相应"的角度，指出"人身之阴气，其消长视月之盈缺"。在生命过程中，阴气难成易亏，而人之情欲无涯，又受外界因素的影响，"心动则相火亦动，动则精自走，相火翕然而起，虽不交会，亦暗流而疏泄矣"。所以，"阳有余阴不足"是生理之必然,病理之转归,治疗大法在于滋阴降火以养护阴精。《相火论》对内生火热的发病机制有创造性的论述:相火寄于肝肾,源于精血,火易亢盛妄动,火妄动为贼邪,必伤耗阴精,阴伤会变生各种病症。人之虚在阴,阴之伤在火,火之起在动,其论环环相扣,细致缜密,独树一帜。基于"相火为病甚多""阳常有余,阴常不足",《饮食色欲箴》《房中补益论》等篇阐述了"节欲"这一养生观点,倡导节制饮食与色欲,抑制相火,保护阴精。

丹溪对情志、气血、痰瘀致病的学术观点,在书中有突出反映。《乳硬论》的"忧怒抑郁,朝夕积累,脾气消阻,肝气横逆,遂成隐核"论述,短短数语,将情志对发病的影响放到了突出的位置;《经水或紫或黑论》描述的"血为气之配,气热则热,气寒则寒,气升则升,气降则降,气凝则凝,气滞则滞,气消则消,气浊则浊",强调了气血在病理上的互为影响;《倒仓论》的"糟粕之余,停痰瘀血,互相纠缠,日积月深,郁结成聚……发为痈疽,为痨瘵,为蛊胀,为癫疾,为无名奇病",反映了医家对痰瘀在发病中作用的看重。

书中《乳硬论》《经水或紫或黑论》等,则反映了丹溪对情志、气血、痰瘀致病的学术观点。书中还有养老、慈幼专论,揭示其生理病理特点,强调慎起居,调情志、节饮食,忌温燥。并有妇科调治的论述,内容涉及受胎、难产、胞淋,以及月经病等。

丹溪论治的正气需保护,慎用攻法思想,即所谓"阴易乏,阳易亢,攻击宜详审,正气须保护"。《张子和攻击注论》即是保护人体正气,慎用攻法的重要篇章。其论臌胀,谓由七情内伤,六淫外侵,饮食不节,房劳致虚,脾土之阴受伤,转运之官失职,清浊相混,隧道壅塞,逐成胀满,治疗中要时时顾护正气,不可太过。书中还有《病邪虽实胃气伤者勿使攻击论》《虚病痰病有似邪祟论》等,表明了对虚证论治的审慎。所有这些不凡的学术见解,有助于指导临床权衡邪正虚实确切施治。

三、学习要点

《格致余论》共收集医论42篇，每篇各有其主题内容，如《阳有余阴不足论》《相火论》，体现了丹溪的学术主张，应熟记心中，重点掌握。其他如《治病必求其本论》《病邪虽实胃气伤者勿使攻击论》《痈疽当分经络论》等，观点鲜明，当深入领会。

学习中要注意全书内容的穿插交叉，就养老而言，除《养老论》外，《饮食色欲箴》《茹淡论》《倒仓论》等都有涉及，只有互相参合，才能知其全貌。又如"气血痰郁"的学术见解，《治病必求其本论》中有"气因郁而为痰"的论述，《涩脉论》中有"气腾血沸，清化为浊，老痰宿饮，胶固杂糅"的精妙分析。此外，《痛风论》《臌胀论》等均有相关的内容。纵观全书，丹溪的"气血痰郁"发病观十分鲜明，临床辨治如能注意到这一点，对于提高治疗效果会大有帮助。

书中有许多精语妙论，如"天主生物故恒于动，人有此生亦恒于动"；"人之有生，心为火居上，肾为水居下，水能升而火能降，一升一降，无有穷已，故生意存焉"；"水之体静，火之体动，动易而静难"；"心，君火也，为物所感亦易动。心动则相火亦动，动则精自走，相火翕然而起，虽不交会，亦暗流而疏泄矣"；"相火易起，五性厥阳之火相扇，则妄动矣。火起于妄，变化莫测，无时不有，煎熬真阴，阴虚则病，阴绝则死"；"人身之阴难成易亏，六七十后，阴不足以配阳，孤阳几欲飞越，因天生胃气尚尔留连，又借水谷之阴，故羁縻而定耳"，等等，值得细细玩味，理解其内涵，要做到耳熟能详。

施仁潮

2017年8月于杭州

整理说明

　　《格致余论》成书于元至正七年（1347）。元代即有刻本问世，康有为曾作鉴定。明万历二十九年，吴学勉校刻《古今医统正脉全书》收录其中，称为"正脉本"；而今较多见的是光绪庚子《丹溪全书十种》版本，简称"庚子本"。本书以元刻本为底本进行整理点评。

　　根据中医古籍整理要求，按全书内容实际划分段落，进行规范标点，标点时注意在正确表达医理的前提下，力求文理畅达。

　　对书中出现的冷僻费解，以及有特定含义的字词、术语，作注释处理，内容包括注字音、释通假、正字形、解词义、详出处和明句义。

序①

　　《素问》，载道之书也。词简而义深，去古渐远，衍文错简，仍或有之，故非吾儒不能读。学者以易心求之，宜其茫若望洋，淡如嚼蜡。遂直以为古书不宜于今，厌而弃之，相率以为《局方》之学。间有读者，又以济其方技，漫不之省。医道隐晦，职此之由，可叹也。

　　震亨三十岁时，因母之患脾疼，众工束手，由是有志于医，遂取《素问》读之，三年似有所得。又二年，母氏之疾，以药而安。因追念先子之内伤，伯考②之督闷，叔考③之鼻衄，幼弟之腿痛，室人之积痰，一皆殁于药之误也。心胆摧裂，痛不可追，然犹虑学之未明。至四十岁，复取而读之，顾以质钝，遂朝夕钻研，缺其所可疑，通其所可通。又四年，而得罗太无讳知悌者为之师。因见河间、戴人、东垣、海藏诸书，始悟湿热相火为病甚多。又知医之为书，非《素问》无以立论，非《本草》无以立方。有方无论，无以识病，有论无方，何以模仿？

---

① 序：此序原缺，据正脉本补。
② 伯考：对已故伯父的称呼。
③ 叔考：指已经去逝了的叔叔。

夫假说问答，仲景之书也，而详于外感；明著性味，东垣之书也，而详于内伤。医之为书，至是始备，医之为道，至是始明，由是不能不致疑于《局方》也。《局方》流行，自宋迄今，罔间南北，翕然而成俗，岂无其故哉！徐而思之，湿热相火，自王太仆注文，已成湮没，至张、李诸老，始有发明。人之一身，阴不足而阳有余，虽谆谆然见于《素问》，而诸老犹未表彰，是宜《局方》之盛行也。

震亨不揣芜陋，陈于编册，并述《金匮》之治法，以证《局方》之未备，间以己意附之于后。古人以医为吾儒格物致知①一事，故目其篇曰《格致余论》，未知其果是否耶？后之君子，幸改而正诸。

【点评】本序观点鲜明，学医之本在于读《黄帝内经》，要以医经为准则，依《本草》主方，不能仅以盛行的《和剂局方》选方用药。

序中讲述丹溪行医经历，因于母病，钻研《内经》，师从罗知悌，读刘河间、李东垣、王海藏诸名家医著，对湿热相火病机多有领悟。

与此同时，道明《格致余论》命名缘由，结合临床体会，讲述仲景《金匮要略》之治法，告诫医者要推究医学之理，不以《局方》为圄，可谓循循诱导，谆谆教诲。

---

① 格物致知：指推究事物的原理。《礼记·大学》："致知在格物，物格而后知至。"

饮食色欲箴序

传曰：饮食男女，人之大欲存焉。予每思之，男女之欲，所关甚大，饮食之欲，于身尤切，世之沦胥[①]陷溺于其中者，盖不少矣。苟志于道，必先于此究心焉。因作饮食、色欲二箴，以示弟侄，并告诸同志云。

饮食箴

人身之贵，父母遗体，为口伤身，滔滔皆是。人有此身，饥渴洊[②]兴，乃作饮食，以遂其生。眷[③]彼昧者，因纵口味，五味之过，疾病蜂起。病之生也，其机甚微，馋涎所牵，忽而不思。病之成也，饮食俱废，忧贻父母，医祷百计。山野贫贱，淡薄是谙，动作不衰，此身亦安。均气同体，我独多病，悔悟一萌，尘开镜净。曰节饮食，《易》之象辞，养小失大，孟子所讥。口能致病，亦败尔德，守口如瓶，服之无斁[④]。

---

① 沦胥：《毛传》："沦，率也。"郑玄笺："胥，相。"其义为相率。
② 洊：通"荐"。
③ 眷：回顾。
④ 斁（yì译）：《说文》："斁，厌也。"

色欲箴

惟人之生，与天地参，坤道成女，乾道成男①。配为夫妇，生育攸寄，血气方刚，惟其时矣。成之以礼，接之以时，父子之亲，其要在兹。眷彼昧者，徇情纵欲，惟恐不及，济以燥毒。气阳血阴，人身之神，阴平阳秘，我体长春。血气几何，而不自惜，我之所生，翻为我贼。女之耽兮，其欲实多，闺房之肃，门庭之和。士之耽兮，其家自废，既丧厥德，此身亦瘁。远彼帷薄②，放心乃收，饮食甘美，身安病瘳。

【点评】医学研究对象是人，饮食与色欲是人的本能，也是最基本的欲望；而饮食不节，徇情纵欲，又是病生之由。朱熹说："人之一心，合道理底是天理，徇情欲的是人欲。""饮食者，天理也；要求美味，人欲也。"主张用天理来克服人欲，用道心来主宰人心。丹溪由理转医，吸收了程朱理学有关天理人欲的观点，提倡节制性欲，节制饮食，其论医理之书，将此"饮食色欲"之论置于卷首，同时贯穿于全书始终，充分反映了对程朱理学的传承。

---

① 坤道成女，乾道成男：乾坤，指天地之气；乾为父，坤为母。道，乃气之交感通达。万物都是乾坤交感而生。乾坤交感，二气变合，有了男女。
② 帷薄：原指帷幕和帘子，这里引申指男女欢合。

阳有余阴不足论

人受天地之气以生，天之阳气为气，地之阴气为血，故气常有余，血常不足。何以言之？天地为万物父母，天，大也，为阳，而运于地之外；地，居天之中为阴，天之大气举之。日，实也，亦属阳，而运于月之外；月，缺也，属阴，禀日之光以为明者也。人身之阴气，其消长视月之盈缺，故人之生也，男子十六岁而精通，女子十四岁而经行。是有形之后，犹有待于乳哺水谷以养，阴气始成，而可与阳气为配，以能成人，而为人之父母。古人必近三十、二十而后嫁娶，可见阴气之难于成，而古人之善于摄养也。《礼记》注曰：惟五十然后养阴者有以加。《内经》曰：年至四十，阴气自半，而起居衰矣。又曰：男子六十四岁而精绝，女子四十九岁而经断。夫以阴气之成，止供给得三十年之视听言动，已先亏矣，人之情欲无涯，此难成易亏之阴气，若之何而可以供给也？

《经》曰：阳者，天气也，主外；阴者，地气也，主内。故阳道实，阴道虚。又曰：至阴虚，天气绝；至阳盛，地气不足。观虚与盛之所在，非吾之过论。

主闭藏者，肾也，司疏泄者，肝也，二脏皆有相火，而其系上属于心。心，君火也，为物所感则易动。心动则相火亦动，动则精自走，相火翕然而起，虽不交会，亦暗流而疏泄矣。所以圣贤只是教人收心养心，其旨深矣。

天地以五行更迭衰旺而成四时，人之五脏六腑亦应之而衰旺。四月属巳，五月属午①，为火大旺，火为肺金之夫，火旺则金衰。六月属未，为土大旺，土为水之夫，土旺则水衰。况肾水常借肺金为母，以补助其不足，故《内经》谆谆于资其化源也。古人于夏，必独宿而淡味，兢兢业业于爱护也。保养金水二脏，正嫌火土之旺尔。《内经》曰：冬不藏精者，春必病温。十月属亥，十一月属子，正火气潜伏闭藏，以养其本然之真，而为来春发生升动之本。若于此时恣嗜欲以戕贼，至春升之际，下无根本，阳气轻浮，必有温热之病。夫夏月火土之旺，冬月火气之伏，此论一年之虚耳。若上弦前、下弦后，月廓月空，亦为一月之虚。大风大雾，虹霓飞电，暴寒暴热，日月薄蚀，忧愁忿怒，惊恐悲哀，醉饱劳倦，谋虑勤动，又皆为一日之虚。若病患初退，疮痍正作，尤不止于一日之虚。今日多有春末夏初，患头痛脚软，食少体热，仲景谓春夏剧，秋冬差，而脉弦大者，正世俗所谓疰夏病。若犯此四者之虚，似难免此。夫当壮年，便有老态，仰事俯育，一切隳②坏。兴言至此，深可惊惧。古人谓不见所欲，使心不乱。夫以温柔之盛于体，声音之盛于耳，颜色之盛于目，馨香之盛于鼻，谁是铁汉，心不为之动也？善摄生者，于此五个月，出居于外，苟值一月之虚，亦宜暂远帷幕，各自珍重，保全天和，期无负敬身之教，幸甚！

【点评】人生存于天地间，受益同时受制于天地日月阴阳雨露，人之气血如同天之日月，有着虚实的变化。丹溪从男子16

---

① 四月属巳，五月属午：按古代纪月方法"干支纪月"，把十二地支与12个月份搭配，以冬至所在月为11月配地支的子，按序排列。一月、寅，二月、卯，三月、辰，四月、巳，五月、午，六月、未，七月、申，八月、酉，九月、戌，十月、亥，十一月、子，十二月、丑。所以说"四月属巳，五月属午"。下文中的六月属未，十月属亥，十一月属子，即由此而来。

② 隳(huī 灰)：毁坏。

岁精通、64 岁精绝，女子 14 岁经行、49 岁经断，来讲述人之一生，阴之不足易亏，以此告诫人们节制情欲。其观点对治病、对养生多有现实指导意义。

如何节欲，重视君相二火。肾主闭藏，肝司疏泄，二脏皆寄相火。心寄君火而易动，肝肾与心相应，心动则相火亦动，所以要求"收心养心"。

人之脏腑气血衰旺如同天地五行，一年中四月、五月为火大旺，火旺则金衰。六月土旺，土旺则水衰。所以，四、五、六月火土旺时，要注意保养金水二脏，做法是节饮食，慎色欲——"独宿而淡味"。而一年中的十月、十一月，火气潜伏闭藏，其时切勿恣嗜欲。

节饮食，慎色欲，丹溪提出"四虚"理论：一年之虚、一月之虚、一日之虚以及病患初退、疮痍正作的病时之虚。养生防病之法，是避开"四虚"时，远帷幕，自珍重，保全天和，即无"春必病温"之患。

治病必求其本论

病之有本，犹草之有根也。去叶不去根，草犹在也。治病犹去草，病在脏而治腑，病在表而攻里，非惟戕贼胃气，抑且资助病邪，医云乎哉！

族叔祖，年七十，禀甚壮，形甚瘦，夏末患泄利①至深秋，百方不应。予视之曰：病虽久而神不悴，小便涩少而不赤，两手脉俱涩而颇弦。自言膈微闷，食亦减，因悟曰：此必多年沉积，僻②在胃肠。询其平生喜食何物，曰：我喜食鲤鱼，三年无一日缺。予曰：积痰在肺，肺为大肠之脏，宜大肠之本不固也，当与澄其源而流自清。以茱萸、陈皮、青葱、麁苴③根、生姜煎浓汤，和以沙糖，饮一碗许，自以指探喉中。至半时辰，吐痰半升许，如胶，是夜减半。次早又饮，又吐半升而利止。又与平胃散加白术、黄连，旬日而安。

东阳王仲延遇诸途，来告曰：我每日食物必屈曲自膈而下，且硬涩作微痛，它无所苦，此何病？脉之，右甚涩而关尤沉，左却和，予曰：污④血在胃脘之口，气因郁而为痰，此必食物所致。明以告我，彼亦不自觉。予又曰：汝去腊食何物为多？曰：我每日必早饮点剁酒两三盏，逼寒气。为制一方，用韭汁半银盏，冷饮细呷之，尽韭叶半斤而病安。已而果然。

---

① 泄利：指慢性腹泻。
② 僻：庚子本作"癖"。
③ 麁苴：庚子本作"芦荟"。
④ 污：庚子本作"瘀"。

又，一邻人，年三十余，性狡而躁，素患下疳疮，或作或止。夏初患自利，膈上微闷，医与治中汤两贴，昏闷若死，片时而苏。予脉之，两手皆涩，重取略弦似数。予曰：此下疳疮之深重者。与当归龙荟丸去麝，四贴而利减，又与小柴胡去半夏，加黄连、芍药、川芎、生姜煎，五六贴而安。

彼三人者，俱是涩脉，而治法迥别，不求其本，何以议药！

【点评】三案均是涩脉，但有"涩而颇弦""涩而关尤沉左却和""重取略弦似数"的不同。脉既不同，治法用药各殊，其理是求本论治。

涩脉多主虚，但所举三人皆是实证，提示医者不要遇细涩之脉便断为虚证，还要注意是否按之弦，能否重按，多方参悟。

治病必求本，除了症状，还有病因。案一族叔祖、案二东阳王仲延均有明确的食物所伤，案三有"自利、膈上微闷"之症，以此推究亦与饮食相关，这就与首篇"饮食箴"相呼应，再次倡议"节饮食"之主张。

涩脉论

人一呼脉行三寸，一吸脉行三寸，呼吸定息，脉行六寸；一昼一夜，一万三千五百息，脉行八百一十丈，此平人血气运行之定数也。医者欲知血气之病与不病，非切脉不足以得之。

脉之状不一，载于《脉经》者，二十有四，浮、沉、芤、滑、实、弦、紧、洪、微、缓、涩、迟、伏、濡、弱、数、细、动、虚、促、结、代、革、散，其状大率多兼见。人之为病有四，曰寒曰热，曰实曰虚，故学脉者，亦必以浮、沉、迟、数为之纲，以察病情，此不易之论也。

然涩之见，固多虚寒，亦有痼热为病者。医于指下见有不足之气象，便以为虚，或以为寒，孟浪①与药，无非热补，轻病为重，重病为死者多矣。何者？人之所借以为生者，血与气也。或因忧郁，或因厚味，或因无汗，或因补剂，气腾血沸，清化为浊，老痰宿饮，胶固杂糅②，脉道阻涩，不能自行，亦见涩状。若重取至骨，来似有力且带数，以意参之，于证验之，形气但有热证，当作痼热可也。此论为初学者发，圆机之士，必以为赘。

东阳吴子，方年五十，形肥味厚，且多忧怒，脉常沉涩，自春来得痰气病，医认为虚寒，率与燥热香窜之剂。至四月间，两足弱，气上冲，饮食减，召我治之。予曰：此热郁而脾虚，痿厥之证作矣。形肥而脉沉，未是死证，但药邪太盛，当此火旺，实难求生。且与竹沥

---

① 孟浪：意为鲁莽；轻率。
② 杂糅（róu 柔）：混杂。

下白术膏，尽二斤，气降食进，一月后大汗而死。书此以为诸贤覆辙戒云。

【点评】本论承上阐明涩脉并非都是虚寒而与痼热相关，其理：或因忧郁，或因厚味，或因无汗，或因补剂，气腾血沸，清化为浊，老痰宿饮，胶固混杂，脉道阻涩，不能自行，即见涩脉。

因痼热出现的涩脉，重取至骨，来似有力且带数，与因精亏血少，不能濡养经脉，血行不畅，艰涩无力，显然迥别。

吴先生案，既有饮食的"味厚"，又有情志的"多忧怒"，更因用药燥热，其脉虽涩但沉，实属"痼热"典型案例。此案最终未能治愈，丹溪举例的目的是"以为诸贤覆辙戒"。其戒有三，一是勿认涩脉为虚脉，二是慎用"燥热香窜之剂"，三是慎厚味，少忧伤郁怒。这也正是治病求本之正道！

养老论

人生至六十、七十以后，精血俱耗，平居无事，已有热证，何者？头昏目眵，肌痒溺数，鼻涕牙落，涎多寐少，足弱耳聩，健忘眩晕，肠燥面垢，发脱眼花，久坐兀睡，未风先寒，食则易饥，笑则有泪，但是老境，无不有此。

或曰：《局方》乌附丹剂，多与老人为宜，岂非以其年老气弱下虚，理宜温补？今子皆以为热，乌附丹剂将不可施之老人耶？余晓之曰：奚止乌附丹剂不可妄用，至于好酒腻肉、湿面油汁、烧炙煨炒、辛辣甜滑，皆在所忌。

或曰：子何愚之甚耶？甘旨养老，经训具在，为子为妇，甘旨不及，孝道便亏，而吾子之言若是，其将有说以通之乎？愿闻其略。予愀然应之曰：正所谓道并行而不悖者，请详言之。古者，井田之法行，乡闾之教兴，人知礼让，比屋可封，肉食不及幼壮，五十才方食肉。今①强壮恣饕②，比及五十，疾已蜂起，气耗血竭，筋柔骨痿，肠胃壅阏，涎沫充溢。而况人身之阴难成易亏，六七十后，阴不足以配阳，孤阳几欲飞越，因天生胃气尚尔留连，又借水谷之阴，故羁縻③而定耳。所陈前证，皆是血少。《内经》曰：肾恶燥。乌附丹剂，非燥而何？夫血少之人，若防风、半夏、苍术、香附，但是燥剂且不

---

① 今：原脱，据庚子本补。

② 饕（tāo 滔）：《说文》：饕，贪也。

③ 羁縻：羁，系住；縻，牵系、束缚。羁縻，犹言束缚。王延寿《王孙赋》："遂缨络而羁縻。"

敢多，况乌附丹剂乎！

或者又曰：一部《局方》，悉是温热养阳，吾子之言，无乃谬妄乎？予曰：《局方》用燥剂，为劫湿病也，湿得燥则豁然而收。《局方》用暖剂，为劫虚病也。补肾不如补脾，脾得温则易化而食味进，下虽暂虚，亦可少回。《内经》治法，亦许用劫，正是此意，盖为质厚而病浅者设，此亦儒者用权之意。若以为经常之法，岂不大误。彼老年之人，质虽厚，此时亦近乎薄；病虽浅，其本亦易以拨，而可以劫药取速效乎？若夫形肥者血少，形瘦者气实，间或有可用劫药者，设或失手，何以取救？吾宁稍迟，计出万全，岂不美乎！乌附丹剂，其不可轻饵也明矣。

至于饮食，尤当谨节。夫老人内虚脾弱，阴亏性急，内虚胃热则易饥而思食，脾弱难化则食已而再饱，阴虚难降则气郁而成痰。至于视听言动，皆成废懒；百不如意，怒火易炽；虽有孝子顺孙，亦是动辄扼腕，况未必孝顺乎！所以物性之热者，炭火制作者，气之香辣者，味之甘腻者，其不可食也明矣。虽然肠胃坚厚，福气深壮者，世俗观之，何妨奉养，纵口固快一时，积久必为灾害。由是观之，多不如少，少不如绝。爽口作疾，厚味措毒，前哲格言，犹在人耳，可不慎欤！

或曰：如子之言，殆将绝而不与，于汝安乎？予曰：君子爱人以德，小人爱人以姑息，况施于所尊者哉。惟饮与食，将以养生，不以致疾，若以所养，转为所害，恐非君子之所谓孝与敬也。然则，如之何则可？曰：好生恶死，好安恶病，人之常情。为子为孙，必先开之以义理，晓之以物性，旁譬曲喻，陈说利害，意诚辞确，一切以敬慎行之。又次以身先之，必将有所感悟，而无扞格①之逆矣。吾子所谓绝而不与，施于有病之时，尤是孝道。若无病之时，量酌可否？以时而进，某物不食，某物代之，又何伤于孝道乎？若夫平居闲话，素无开导诱掖之言，及至饥肠已鸣，馋涎已动，饮食在前，馨香扑鼻，其可禁乎？《经》曰：以饮食忠养之。忠之一字，恐与此意合，请勿易看过。

予事老母，固有愧于古者，然母年逾七旬，素多痰饮，至此不作，节养有道，自谓有术。只因大便燥结，时以新牛乳、猪脂和糜粥中进之，虽以暂时滑利，终是腻物积多。次年夏时，郁为黏痰，发为胁疮，连日作楚，寐兴陨获②。为之子者，置身无地。因此苦思而得"节养"之说，时进参、术等补胃补血之药，随天令加减，遂得大腑不燥，面色莹洁，虽觉瘦弱，终是无病，老境得安，职此之由也。因成一方，用参、术为君，牛膝、芍药为臣，陈皮、茯苓为佐，春加川芎，夏加五味、黄芩、麦门冬，冬加当归身，倍生姜。一日或一帖，或二帖，听其小水才觉短少，便进此药。小水之长如旧，即是却病捷法。

后到东阳，因闻老何安人性聪敏，七十以后，稍觉不快，便却粥数日，单进人参汤数帖而止。后九十余，无疾而卒。以其偶同，故笔之以求是正。

【点评】养老，涉及老人饮食、用药。年老精血耗损，精血虚则内热盛，而有头昏目眩，肌痒溺数，鼻涕牙落，涎多寐少，足弱耳聩，健忘眩晕，肠燥面垢，发脱眼花，久坐兀睡，未风先

---

① 扞(qiān 千)格：抵触之意。

② 陨获：《礼记·儒行》："儒有不陨获于贫贱。"郑玄注："陨获，困迫失志之貌。"指处境困苦而灰心丧志。

寒，食则易饥，笑则有泪，诸多表现。热胜远热，乌附丹剂，非其所宜；即使防风、半夏、苍术、香附辛味之药，也当审慎。

延伸到食物，至于好酒腻肉、湿面油汁、烧炙煨炒、辛辣甜滑，皆在所忌。还要虑及老人内虚脾弱，阴亏性急，内虚胃热则易饥而思食，脾弱难化则食已而再饱，阴虚难降则气郁而成痰，视听言动，皆成废懒；百不如意，怒火易炽，所以，物性之热者，炭火制作者，气之香辣者，味之甘腻者，都当慎食。

本论同时彰显的是丹溪倡导的节饮食、忌燥热主张。老人精血虚而内热盛，自当远热性食物、炭火制作食物，辛味药物、燥热猛药。丹溪以奉养母亲为例，节养有道，年逾七旬，"素多痰饮，至此不作"。后因大便燥结，用了牛乳、猪脂，虽滑利通腑，但甘腻食物，致生黏痰，发为胁疮，以参、术等补胃补血之药，并随天令加减而常服，使得大腑不燥，面色莹洁，老境得安。其"听其小水才觉短少，便进此药。小水之长如旧，即是却病捷法"，说的正是有阴则无病，阴胜则命长。

慈幼论

人生十六岁以前，血气俱盛，如日方升，如月将圆，惟阴长不足，肠胃尚脆而窄，养之之道，不可不谨。

童子不衣裘帛，前哲格言，俱在人耳。裳，下体之服；帛温软甚于布也，裘皮衣温软甚于帛也①。盖下体主阴，得寒凉则阴易长，得温暖则阴暗消，是以下体不与帛绢夹厚温暖之服，恐妨阴气，实为确论。

血气俱盛，食物易消，故食无时。然肠胃尚脆而窄，若稠黏干硬，酸咸甜辣，一切鱼肉、木果湿面、烧炙煨炒，但是发热难化之物，皆宜禁绝，只与干柿、熟菜、白粥，非惟无病，且不纵口，可以养德。此外生栗味咸，干柿性凉，可为养阴之助。然栗大补，柿大涩，俱为难化，亦宜少与。妇人无知，惟务姑息，畏其啼哭，无所不与，积成痼疾，虽悔何及。所以富贵骄养，有子多病，迨至成人，筋骨柔弱，有疾则不能忌口以自养，居丧则不能食素以尽礼，小节不谨，大义亦亏，可不慎欤！

至于乳子之母，尤宜谨节。饮食下咽，乳汁便通；情欲动中，乳脉便应；病气到乳，汁必凝滞。儿得此乳，疾病立至，不吐则泻，不疮则热，或为口糜，或为惊搐，或为夜啼，或为腹痛。病之初来，其溺必甚少，便须询问，随证调治，母安亦安，可消患于未形也。夫饮食之择犹是小可，乳母禀受之厚薄，情性之缓急，骨相之坚脆，德行

① 裘皮衣温软甚于帛也：正脉本、云林本均无此九字。

之善恶，儿能速肖，尤为关系。

或曰：可以已矣。曰：未也。古之胎教，具在方册，愚不必赘。若夫胎孕致病，事起茫昧，人多玩忽，医所不知。儿之在胎，与母同体，得热则俱热，得寒则俱寒，病则俱病，安则俱安，母之饮食起居，尤当慎密。

东阳张进士次子，二岁，满头有疮，一日疮忽自平，遂患痰喘。予视之曰：此胎毒也，慎勿与解利药。众皆愕然。予又曰：乃母孕时所喜何物？张曰：辛辣热物，是其所喜，因口授一方，用人参、连翘、芎、连、生甘草、陈皮、芍药、木通，浓煎，沸汤入竹沥与之，数日而安。或曰：何以知之？曰：见其精神昏倦，病受得深，决无外感，非胎毒而何？

予之次女，形瘦性急，体本有热，怀孕三月，适当夏暑，口渴思水，时发小热，遂教以四物汤加黄芩、陈皮、生甘草、木通，因懒于煎煮，数贴而止。其后此子二岁，疮痍遍身，忽一日其疮顿愈，数日遂成痎疟。予曰：此胎毒也。疮若再作，病必自安。已而果然。若于孕时确守前方，何病之有？

又，陈氏女，八岁，时得痫病，遇阴雨则作，遇惊亦作，口出涎沫，声如羊鸣。予视之曰：此胎受惊也。其病深痼，调治半年，病亦可安。仍须淡味以佐药功，与烧丹元，继以四物汤入黄连，随时令加减，半年而安。

【点评】本论讨论小儿的节饮食、远燥热话题。

小儿长而未盛，"惟阴长不足，肠胃尚脆而窄，养之之道，不可不谨"。谨之之法，若稠黏干硬，酸咸甜辣，一切鱼肉、木果湿面、烧炙煨炒，但是发热难化之物，皆宜禁绝。

孕妇和乳母的饮食、情志对于乳子会产生极大的影响，"得热则俱热，得寒则俱寒，病则俱病，安则俱安"。举凡小儿吐泻、疮痒、热毒、口糜、惊搐、夜啼、腹痛等患，病之由来，关乎母之饮食起居。

论中介绍的三个案例，均属"胎孕致病，事起茫昧，人多玩忽，医所不知"。案一东阳张进士次子，胎毒为病，满头有疮，一日疮忽自平，遂患痰喘，是因产母喜吃辛辣热物之故。案二丹溪次女，形瘦性急，体本有热，产子两岁，疮痍遍身，忽一日其疮顿愈，数日遂成痎疟。孕期已露热象，"口渴思水，时发小热"，懒于煎煮，养阴清热未能尽剂。案三陈氏女胎中受惊，八岁时得痫病，遇阴雨则作，遇惊亦作，口出涎沫，声如羊鸣，调治中"仍须淡味以佐药功"。三案说明母亲的体质、妊娠时的饮食对小儿的影响，调治中当注意饮食的节谨。

夏月伏阴在内论

天地以一元之气化生万物，根于中者曰神机，根于外者曰气血，万物同此一气。人灵于物，形与天地参而为三者，以其得气之正而通也。故气升亦升，气浮亦浮，气降亦降，气沉亦沉。

人与天地同一橐籥①，子月一阳生，阳初动也；寅月三阳生，阳初出于地也，此气之升也；巳月六阳生，阳尽出于上矣，此气之浮也。人之腹属地气，于此时浮于肌表，散于皮毛，腹中虚矣。《经》曰：夏月经满，地气溢满，入经络受血，皮肤充实。长夏气在肌肉，所以表实，表实者里必虚。世言夏月伏阴在内，此"阴"字有虚之义，若作"阴冷"看，其误甚矣。

或曰：以手扪腹，明知其冷，非冷而何？前人治暑病，有黄龙丸②、大顺散、桂苓丸、单煮良姜与缩脾饮用草果等，皆行温热之剂，何吾子不思之甚也。予曰：春夏养阳，王太仆谓春食凉，夏食寒，所以养阳也，其意可见矣。若夫凉台水馆、大扇风车、阴水寒泉、果冰雪凉之伤，自内及外，不用温热，病何由安？详玩其意，实非为内伏阴而用之也。前哲又谓，升降浮沉则顺之，寒热温凉则逆之，若于夏月火令之时，妄投温热，宁免实实虚虚之患乎？

或曰：巳月纯阳，于理或通。五月一阴，六月二阴，非阴冷而

---

① 橐籥（tuó yuè 佗跃）：古代冶炼鼓风吹火用的器具。《孔子五章》："天地之间，其犹橐籥乎，虚而不屈，动而愈出。"这里比喻动力、源泉。

② 黄龙丸：原作"玉龙丸"，据庚子本改。《丹溪心法》"中暑"载：黄龙丸，治一切暑毒。赤亮雄黄五钱，硫黄、消石各一两，滑石、明矾各半两，好面四两。上药为末，水丸如梧子大。每服五七十丸，白汤下。

何？予曰：此阴之初动于地下也。四阳浮于地上，燔灼焚燎，流金烁石，何阴冷之有？孙真人制生脉散，令人夏月服之，非虚而何？

【点评】夏月伏阴在内，此本天地间阴阳消长之理。丹溪从反对温燥之药的学术主张出发，把"阴"作"虚"解，可谓别出新意。

巳月六阳生，阳气浮于肌表，散于皮毛，腹中虚矣。虚当补，孙思邈生脉散谓人夏月服之，既是虚之佐证，又是补虚用药，更证丹溪此论之不谬。重要的是，千万不可于夏月火令之时，妄投温热，免生"实实虚虚之患"。

至于黄龙丸、大顺散、桂苓丸、单煮良姜与缩脾饮用草果等温热之剂，针对的是凉台水馆、大扇风车、阴水寒泉、果冰雪凉之伤，"实非为内伏阴而用之也"。

痘疮陈氏方论

读前人之书，当知其立言之意，苟读其书而不知其意，求适于用，不可得也。

痘疮之论，钱氏为详，历举源流经络，明分表里虚实，开陈其施治之法，而又证以论辩之言，深得著书垂教之体。学者读而用之，如求方圆于规矩，较平直于准绳，引而伸之，触类而长之，可为无穷之应用也。今人不知致病之因，不求立方之意，仓卒之际，据证检方，漫尔一试，设有不应，并其书而废之，不思之甚也。

近因《局方》之教久行，《素问》之学不讲，抱疾谈医者，类皆喜温而恶寒，喜补而恶解利，忽得陈氏方论，皆燥热补剂，其辞确，其文简，欢然用之，翕然信之，遂以为钱氏不及陈氏远矣。

或曰：子以陈氏方为不足欤？曰：陈氏方诚一偏论，虽然亦可谓善求病情者，其意大率归重于太阴一经。盖以手太阴属肺主皮毛也。足太阴属脾主肌肉，肺金恶寒而易于感，脾胃土恶湿而无物不受。观其用丁香、官桂，所以治肺之寒也；用附、术、半夏，所以治脾之湿也。使其肺果有寒，脾果有湿，而兼有虚也，量而与之，中病则止，何伤之有？今也不然，徒见其疮之出迟者，身热者，泄泻者，惊悸者，气急者，渴思饮者，不问寒热虚实，率投木香散、异功散，间有偶中，随手获效，设或误投，祸不旋踵。何者？古人用药制方，有向导，有监制，有反佐，有因用。若钱氏方固未尝废细辛、丁香、白术、参、芪等，率有监制辅佐之药，不专务于温补耳。然其用凉寒者多，而于辅助一法，略开①端绪，未曾深及，痴人之前，不可说梦，钱氏之虑至矣。亦将以候达者扩充推广而用，虽然渴者用温药，疮②塌者用补药，自陈氏发之，迥出前辈，然其多用桂、附、丁香等燥热，恐未为适中也。何者？桂、附、丁香辈，当有寒而虚，固是的当；虚而未必寒者，其为害当何如耶！陈氏立方之时，必有挟寒而痘疮陷塌③者，其用燥热补之，固其宜也。今未挟寒，而用一偏之方，宁不过于热乎？予尝会诸家之粹，求其意而用之，实未敢据其成方也，试举一二以证之。

从子六七岁时患痘疮，发热微渴自利，一小方脉④视之，用木香散，每贴又增丁香十粒，予切疑焉。观其出迟，固因自利而气弱；察其所下，皆臭滞陈积，因肠胃热蒸而下也。恐非有寒而虚，遂急止之，已投一贴矣。继以黄连解毒汤加白术，与十贴，以解丁香之热，利止疮亦出。其后肌常有微热，而手足生痈疖，与凉剂调补，逾月而安。

又，一男子，年十六七岁，发热而昏，目无视，耳无闻，两手脉皆豁大而略数，知其为劳伤矣。时里中多发痘者，虽不知人，与药则饮，与粥则食，遂教参、芪、当归、白术、陈皮大料浓煎与之，饮至三十余贴，痘始出，又二十余贴，则成脓泡，身无全肤。或曰：病势可畏，何不用陈氏全方治之？余曰：此但虚耳，无寒也。只守前方，又数十余贴而安。后询其病因，谓先四五日恐有出痘之病，遂极力樵采，连日出汗甚多，若用陈氏全方，宁无后悔？

至正甲申春，阳气早动，正月间邑间痘疮不越一家，卒投陈氏

① 开：原作"闻"，据正脉本、云林阁本改。
② 疮：原作"痒"，据庚子本改。
③ 陷塌：原脱，据庚子本补。
④ 小方脉：即小儿科。唐代已有少小科；宋代开始，儿科称为小方脉。宋以后，元、明、清太医院中均设有小方脉科。专治小儿疾病，相当于现在的儿科。

方，童幼死者百余人，虽由天数，吾恐人事亦或未之尽也。

【点评】丹溪说的钱氏、陈氏分别指宋代的儿科大家钱乙和陈文中。

钱乙（约1032—1113），字仲阳，郓（今山东东平）人。家传医学，精通本草诸书，擅治儿科疾病。曾因治愈长公主之女疾和皇子瘛疭，先后被授以翰林医学及太医丞之职。其儿科病的心得治验，经门人阎孝忠整理成《小儿药证直诀》一书，成书于宋朝宣和年间（1119—1125）。

陈文中，金、南宋间著名儿科医家，曾就职于太医局（1241—1251），著有《小儿痘疹方论》《小儿病源方论》，对于小儿痘疹，力倡阳气虚损的观点，创用桂、附、丁香等燥热温补之剂，治疗痘疹阴盛阳虚而出迟倒塌者，成为以温补之法治疗痘疹的创始人。

推究陈氏之论，是针对当时治病辄投寒凉攻下、盘石峻厉之剂的时弊，认为儿科疾病若妄投寒凉，恐冷气内攻，湿损脾胃，以致腹胀、喘闷、寒战、啮牙而难治，其用温热之主张，为的是纠偏救急。问题是，当时《和剂局方》之温热辛燥之风未息，而陈氏《小儿痘疹方法》一书中涉及较多温补类方药，形成了流弊。如论中所举案例，从子六七岁时患痘疮，发热微渴自利，误用木香散加丁香，丹溪急投黄连解毒汤加白术，以解丁香之热，利止疮亦出，再予凉剂调补始安。又，十六七岁男子，发热而昏，目无视，耳无闻，两手脉皆豁大而略数，从劳伤论治，用参、芪、当归、白术、陈皮大料浓煎，痘出乃安。

有鉴于此，丹溪力推钱氏之论，"历举源流经络，明分表里虚实，开陈其施治之法，而又证以论辩之言"。并设此专论，抵制寒凉之伤害。

痛风论

气行脉外，血行脉内，昼行阳二十五度，夜行阴二十五度，此平人之造化也。得寒则行迟而不及，得热则行速而太过，内伤于七情，外伤于六气，则血气之运，或迟或速，而病作矣。

彼痛风者，大率因血受热已自沸腾，其后或涉冷水，或立湿地，或扇取凉，或卧当风，寒凉外搏，热血得寒，污①浊凝涩，所以作痛；夜则痛甚，行于阴也，治法以辛热之剂，流散寒湿，开发腠理，其血得行，与气相和，其病自安。然亦有数种治法稍异，谨书一二，以证予言。

东阳傅文，年逾六十，性急作劳，患两腿痛甚，动则甚痛。予视之曰：此兼虚证，当补血温血，病当自安。遂与四物汤加桃仁、陈皮、牛膝、生甘草煎，入生姜，研潜行散②，热饮，三四十贴而安。

又，朱宅阃③内，年近三十，食味甚厚，性躁急，患痛风挛缩数月，医祷不应。予视之曰：此挟痰与气证，当和血疏气导痰，病自安。遂以潜行散入生甘草、牛膝、炒枳壳、通草、陈皮、桃仁、姜汁煎服，半年而安。

又，邻鲍六，年二十余，因患血痢用涩药取效，后患痛风，叫号撼邻。予视之曰：此恶血入经络证，血受湿热，久必凝浊，所下未

---

① 污：庚子本作"瘀"。

② 潜行散：据《医学正传·痛风》辑录"丹溪心法"，系黄柏一味，酒浸曝干为细末。

③ 阃（kǔn 捆）：内室，借指妇女。

尽，留滞隧①道，所以作痛；经久不治，恐成偏枯。遂与四物汤加桃仁、红花、牛膝、黄芩、陈皮、生甘草煎，入生姜，研潜行散，入少酒饮之，数十贴，又与刺委中，出黑血，近三月②而安。

或曰：比见邻人用草药研酒饮之，不过数贴亦有安者，如子之言类皆经久取效，无乃太迂缓乎？予曰：此劫病草药，石上采石丝为之君，过山龙等佐之，皆性热而燥者，不能养阴，却能燥湿。病之浅者，湿痰得燥即开，热血得热则行，亦可取效；彼病深而血少者，愈劫愈虚，愈劫愈深，若朱之病是也。子以我为迂缓乎？

【点评】丹溪是历史上对痛风的论治有重要贡献的医家。首先，他较早提出痛风之名，其所论痛风包含了现代意义上的痛风。

其次，认识到痛风的发病机制，"大率因血受热已自沸腾，其后或涉冷水，或立湿地，或扇取凉，或卧当风，寒凉外搏，热血得寒，污浊凝涩，所以作痛"；血热是其内在因素，冷水、外湿、凉风诸寒凉外搏，是外在因素。

第三，痛风的病症特点是"夜则痛甚"。

第四，治法上，"以辛热之剂，流散寒湿，开发腠理，其血得行，与气相和，其病自安"。

第五，处方的辨证及用药的特色。丹溪痛风方以苍术、羌活、威灵仙、防己、桂枝、白芷祛风湿，黄柏、胆南星、神曲、龙胆草祛痰热，川芎、桃仁、红花行瘀血，诸药合用，散风邪以温通，泻蕴热以清泄，行瘀滞以祛肿痛，是治疗痛风的有效方

① 隧：原作"随"，据云林阁本改。
② 月：原作"合"，据庚子本改。

剂。而其用药特色则从其所举的案例中反映出来。东阳傅文，"兼虚证，当补血温血"，用四物汤加行瘀之药。朱妇，"挟痰与气证，当和血疏气导痰"，以潜行散入生甘草、牛膝、炒枳壳、通草、陈皮、桃仁、姜汁煎服。鲍六，"恶血入经络证，血受湿热，久必凝浊，所下未尽，留滞隧道"，以四物汤加桃仁、红花、牛膝、黄芩、陈皮、生甘草等。虚者用补用温，痰气用疏导，瘀血用桃红，讲究的是对证下药，三案都用了潜行散，是重视黄柏在治疗中的作用与地位。

本论与《丹溪心法》《丹溪治法心要》等书中的痛风论治、上中下痛风方合参，更可知丹溪对痛风治述之善，方药之妙。现节录《丹溪心法》中的"痛风总论"以供参阅：

（痛风）四肢百节走痛是也，他方谓之白虎历节风证。大率有痰、风热、风湿、血虚。因于风者，小续命汤；因于湿者，苍术、白术之类，佐以竹沥；因于痰者，二陈汤加酒炒黄芩、羌活、苍术；因于血虚者，用芎、归之类，佐以红花、桃仁。大法之方，苍术、川芎、白芷、南星、当归、酒黄芩，在上者，加羌活、威灵仙、桂枝；在下者，加牛膝、防己、木通、黄柏；血虚，《格致余论》详言，多用川芎、当归，佐以桃仁、红花、薄桂、威灵仙。治痛风，取薄桂味淡者，独此能横行手臂，领南星、苍术等药至痛处。入方治上中下疼痛。南星（姜制）、苍术（泔浸）、黄柏（酒炒）各二两，川芎一两，白芷半两，神曲（炒）半两，桃仁半两，威灵仙（酒拌）三钱，羌活三钱（走骨节），防己半两（下行），桂枝三钱（行臂），红花（酒洗）一钱半，草龙胆半钱（下行）。上为末，曲糊丸，梧子大，每服一百丸，空心白汤下。

痎疟论

《内经》谓：夏伤于暑，秋伤于风，必有痎疟。痎疟，老疟也。以其隔两日一作，缠绵不休，故有是名。前贤俱有治法，然皆峻剂，有非禀受性弱，与居养所移者所宜用也。惟许学士方有用参、芪等补剂，而又不曾深论，后学难于推测。

因见近年以来，五十岁以下之人，多是怯弱者，况嗜欲纵恣十倍于前，以弱质而得深病，最难为药。始悟常山、乌梅、砒丹等为劫痰之剂，若误用之，轻病为重，重病必死。何者？夫三日一作，阴受病也；作于子午卯酉①日，少阴疟也；作于寅申巳亥②日，厥阴疟也；作于辰戌丑未③日，太阴疟也。疟得于暑，当以汗解。或凉台水阁，阴木冷地，他人挥扇，泉水澡浴，汗不得泄，郁而成痰。其初感也，胃气尚强，全不自觉。至于再感，瞢然无知，又复恣意饮食，过分劳动，竭力房事，胃气大伤，其病乃作，深根固蒂，宜其难愈。病者欲速愈，医者欲急利，甘辛峻剂，遽尔轻投④。殊不知感风、感暑，皆外邪也，当以汗解，所感既深，决非一二升汗可除。亦有胃气少回，

---

① 子午卯酉：是古代记时的四个正时辰，即半夜、中午、早晨、傍晚。与现代时刻相应的是：子时：23：00～1：00，午时：11：00～13：00，卯时：5：00～7：00，酉时：17：00～19：00。

② 寅申巳亥：代表时辰，与现代时刻相应的是：寅时：3：00～5：00，巳时：9：00～11：00，申时：15：00～17：00，亥时：21：00～23：00。

③ 辰戌丑未：代表时辰，与现代时刻相应的是：辰时：7：00～9：00，戌时：19：00～21：00，丑时：1：00～3：00，未时：13：00～15：00。

④ 医者欲急利，甘辛峻剂，遽尔轻投：原作"甘辛峻剂，医者欲急利，遽尔轻投"，据庚子本改。

已自得汗，不守禁忌，又复触冒，旧邪未去，新邪又感，展转沉滞，其病愈深。况来求治者，率皆轻试速效劫病之药，胃气重伤，吾知其难免于祸矣。由是甘为迟钝，范我驰驱，必先以参、术、陈皮、芍药等补剂，辅以本经之药，惟其取汗。若得汗而体虚，又须重用补剂以助之，俟汗出通身，下过委中，方是佳兆。仍教以淡饮食，省出入，避风就温，远去帷薄，谨密调养，无有不安。若感病极深，虽有大汗，所感之邪，必自脏传出至腑，其发也必乱而失期，亦岂是佳兆？故治此病，春夏为易，秋冬为难，非有他也，以汗之难易为优劣也。

或曰：古方用砒丹、乌梅、常山得效者不为少，子以为不可用乎？予曰：腑受病者浅，一日一作；间一日一作者，是胃气尚强，犹可与也；彼三日一作者，病已在脏矣，在脏者难治。以其外感犹可治也，而可用劫药以求速效乎！

前岁，宪金①詹公，禀甚壮，形甚强，色甚苍，年近六十，二月得疟，召我视之。知其饫于肥者，告之曰：须远色食淡，调理浃月②，得大汗乃安。公不悦。一人从旁曰：此易耳，数日可安。与劫药三五贴，病退。旬日后又作，又与又退。绵延至冬，病犹未除，又来求治。予知其久得药，痰亦少，惟胃气未完，又天寒汗未透，遂以白术粥和丸与二斤，令其遇饥时且未食，取一二百丸，以热汤下，只与白粥调养，尽此药，当大汗而安。已而果然。如此者甚多，但药略有加减，不必尽述。

【点评】丹溪论痎疟，着眼于虚，认为其病发生的内因是"嗜欲纵恣"，胃气已虚；同时从病症的一日一作、间日一作、三日

① 宪金：又作金宪。金都御史的美称。古时称御史为宪台。明代都察院设有左右金都御史，所以称为金宪。

② 浃月：两个月。

一作来判断病之浅深，胃气之强弱。治疗上，强调"远色、食淡"，"教以淡饮食，省出入，避风就温，远去帷薄"，用参、芪等补剂来补益胃气。

论中举詹御史案，印证其学术主张，可知其论，本于临床，而有实际指导意义。

病邪虽实胃气伤者勿使攻击论

凡言治国者，多借医为喻，仁哉斯言也。真气，民也；病邪，贼盗也。或有盗贼，势须剪除而后已。良相良将，必先审度兵食之虚实，与时势之可否，然后动。动涉轻妄，则吾民先困于盗，次困于兵，民困而国弱矣。行险侥幸，小人所为，万象森罗，果报昭显，其可不究心乎？请举一二，以为凡例。

永康吕亲，形瘦色黑，平生喜酒，多饮不困，年近半百，且有别馆。忽一日，大恶寒发战，且自言渴，却不饮。予诊其脉大而弱，惟右关稍实略数，重取则涩，遂作酒热内郁，不得外泄，由表①热而不②虚也。黄芪一物，以干葛汤煎与之，尽黄芪二两、干葛一两，大得汗，次早安矣。

又，叶先生患滞下，后甚逼迫，正合承气证。予曰：气口虚，形虽实，而面黄稍白，此必平昔食过饱而胃受伤，宁忍一两日辛苦。遂与参、术、陈皮、芍药等补药十余贴，至三日后胃气稍完，与承气两贴而安。苟不先补完胃气之伤，而遽行承气，吾恐病安之后，宁免瘦惫乎？

又，一婢色紫稍肥，性沉多忧，年近四十，经不行三月矣，小腹当中有一气块，初起如栗，渐如炊饼。予脉之，两手皆涩，重取却有，试令按其块痛甚，扪之高半寸，遂与《千金》消石丸。至四五次，彼忽自言乳头黑且有汁，恐有娠。予曰：非也，涩脉无孕之理。又与

---

① 表：庚子本作"里"。
② 不：庚子本作"表"。

三五贴，脉之稍觉虚豁。予悟曰：药太峻矣。令止前药，与四物汤，倍加白术，佐以陈皮，至三十贴，候脉完再与消石丸。至四五次，忽自言块消一晕，便令莫服。又半月，经行痛甚，下黑血半升，内有如椒核数十粒，乃块消一半，又来索药，以消余块。余晓之曰：勿性急，块已开矣，不可又攻，若次月经行当尽消矣。次月经行，下少黑血块，又消一晕，又来问药。余曰：但守禁忌，至次月必消尽。已而果然。

大凡攻击之药，有病则病受之，病邪轻而药力重，则胃气受伤。夫胃气者，清纯冲和之气也，惟与谷肉菜果相宜。盖药石皆是偏胜之气，虽参、芪辈，为性亦偏，况攻击之药乎！此妇胃气自弱，好血亦少，若块尽而却药，胃气之存者几希矣！议论至此，医云乎哉！

【点评】治病先认证，邪正需权衡，邪盛先祛邪，正虚当扶正。对于邪盛正虚之证，首务是扶正气。

永康吕亲案，喜酒多饮，又多色欲，正虚显然，故形瘦色黑，即便"恶寒发战"，治疗上注重其虚，用药重用黄芪以补虚，轻剂葛根以疏解。叶案，虽合承气证，但脉虚、面黄稍白，"平昔食过饱而胃受伤"，与参、术、陈皮、芍药等补药十余剂，先补胃气之伤，再行承气，补泻有序，使病得安。

论中第三案的治疗经过，更能体现丹溪对正气的保护。丹溪认为，攻击之药，有病则病受之，病邪轻药力重则胃气受伤。病邪虽实胃气伤者勿使攻击，实际上是慎用攻击，要注意胃气的保护。小腹有气块，先用消石丸，脉之稍觉虚豁，改用四物汤，并用白术、陈皮，先行补益正气，在正气得补，再与消石丸。当"块消一晕，便令莫服"，经行下黑血块消一半即止。是因"此妇胃气自弱，好血亦少，若块尽而却药，胃气之存者几希矣！"

治病先观形色然后察脉问证论

《经》曰：诊病①之道，观人勇怯、肌肉、皮肤，能知其情，以为诊法也。凡人之形，长不及短，大不及小，肥不及瘦；人之色，白不及黑，嫩不及苍，薄不及厚。而况肥人湿多，瘦人火多；白者肺气虚，黑者肾气足；形色既殊，脏腑亦异，外证虽同，治法迥别。所以肥人责②脉浮，瘦人责脉沉，躁人疑脉缓，缓人疑脉躁，以其不可一概观也。试陈一二，幸以例推。

东阳陈兄，露筋骨，体稍长，患体虚而劳，头痛甚，至有诀别之言。余察其脉弦而大带数，以人参、白术为君，川芎、陈皮为佐，至五六日未减，众皆讶之，以药之不对也。余曰：药力有次第矣，更少俟一二宿当自安。忽其季来问曰：何不少加黄芪？予笑不答。又经一宿，忽自言病顿愈。予脉之，觉指下稍盛。又半日，病者言膈上满，不觉饥，视其腹纹已隐矣。予曰：夜来药中莫加黄芪否？曰：然。止与三贴。遂速与二陈汤加厚朴、枳壳、黄连，以泻其卫，三贴而安。

又，浦江义门郑兄，年二十余，秋间大发热，口渴，妄言妄见，病似邪鬼，七八日后召我治。脉之，两手洪数而实，视其形肥，面赤带白，却喜露筋，脉本不实，凉药所致。此因劳倦成病，与温补药自安。曰：柴胡七八贴矣。以黄芪附子汤，冷与之饮，三贴后，困倦鼾睡，微汗而解，脉亦稍软。继以黄芪白术汤，至十日，脉渐收敛而小，又与半月而安。夫黄芪，补气药也。

---

① 病：原作"脉"，据《素问·经脉别论》改。

② 责：正脉本、云林阁本均作"贵"。下同。

此两人者，一则气虚，一则气实，便有宜、不宜存焉，可不审乎。

【点评】人们的居住环境、体质强弱，以及情绪的惊恐或愤怒，活动或安静，经脉血气都要受到影响而发生变化。《素问·经脉别论》正是针对这些特殊变化作了阐述，强调诊察疾病，要观察病人身体的强弱，以及骨骼、肌肉、皮肤的变化。

丹溪此论，力彰脉证相参之理，强调治病要观形望色，察脉问证。论中所述二例，有宜补，有不宜补，其根据就在于形色与脉象。而在形色与疾病本质不相符之时，更重视体察脉象。陈案"脉弦而大带数""指下稍盛"，郑案"两手洪数而实""脉本不实，凉药所致""微汗而解，脉亦稍软""脉渐收敛而小"，都反映了其从脉求证的苦心。

大病不守禁忌论

病而服药，须守禁忌，孙真人《千金方》言之详矣。但不详言所以守禁忌之由，敢陈其略，以为规戒。

夫胃气者，清纯冲和之气，人之所赖以为生者也。若谋虑神劳，动作形苦，嗜欲无节，思想不遂，饮食失宜，药饵违法，皆能致伤。既伤之后，须用调补，恬不知怪，而乃①恣意犯禁，旧染之证尚未消退，方生之证②与日俱积，吾见医药将日不暇给，而伤败之胃气，无复完全之望，去死近矣。

予族叔，形色俱实，疟又患痢，自恃强健能食，绝无忌惮。一日召予曰：我虽病却健而能食，但苦汗出耳，汝能止此汗否？予曰：疟非汗出不能愈也，可虑者正在健与能食耳。此非痢也，胃热善消，脾病不化，食积与病势已甚矣。此时节择饮食以养胃气，省出入以避风寒，候汗透而安。叔曰：世俗谓无饱死痢，我今能食，何谓可虑？余曰：痢而能食者，知胃气未病也，故言不死，非谓恣食不节择者。不从所言，恣口大嚼，遇渴又多啖水果。如此者月余后，虽欲求治，不可著手矣，淹淹又月余而死。《内经》以骄恣不伦于理为不治之病，信哉！

又，周其姓者，形色俱实，患痢善食而易饥，大嚼不择者五日矣。予责之曰：病中当调补自养，岂可滋味戕贼。遂教之只用熟萝卜吃粥，且少与调治，半月而安。

---

① 恬不知怪，而乃：庚子本作"而乃恬不知怪"。
② 尚未消退，方生之证：正脉本无此八字。

【点评】论疾病禁忌，《备急千金要方》专设"道林养性"一篇，有详细论述，其中"少思、少念、少欲、少事、少语、少笑、少愁、少乐、少喜、少怒、少好、少恶"十二少，即见于该篇中。关于饮食禁忌，"道林养性"有诸多告诫，先饥而食，先渴而饮，食欲数而少，食当熟嚼，当食须去烦恼，常须少食肉、多食饭，等等。

丹溪此论，强调的是饮食禁忌的原因所在：顾护胃气。认为胃气是人赖以生存的根本，而饮食失宜等各种因素都会损伤胃气，治病调理需重视调补胃气，如果恣意犯禁，胃气伤败，便无复全之望。

案中二例，同是患痢，一是虽强健能食，但绝无忌惮，不知"节择饮食以养胃气"，终至不救；一是"只用熟萝卜吃粥，且少与调治，半月而安"。论证的正是守禁忌，顾护胃气。

虚病痰病有似邪祟论

血气者，身之神也。神既衰之，邪因而入，理或有之。若夫血气两亏，痰客中焦，妨碍升降，不得运用，以致十二官各失其职，视听言动皆有虚妄，以邪治之，其人必死，吁哉冤乎！谁执其咎？

宪幕之子傅兄，年十七八，时暑月，因大劳而渴，恣饮梅浆，又连得大惊三四次，妄言妄见，病似邪鬼。诊其脉，两手皆虚弦而带沉数。予曰：数为有热，虚弦是大惊，又梅酸之浆郁于中脘，补虚清热，导去痰滞，病乃可安。遂与人参、白术、陈皮、茯苓、芩、连等浓煎汤，入竹沥、姜汁，与旬日未效。众皆尤药之不审。余脉之，知其虚之未完，与痰之未导也，仍与前方入荆沥，又旬日而安。

外弟岁，一日醉饱后，乱言，妄语妄见，询之，系伊亡兄附体，言生前事甚的，乃叔在边叱之，曰：非邪，食腥与酒太过，痰所为耳。灌盐汤一大碗，吐痰一二升，汗因大作，困睡一宵而安。

又，金氏妇，壮年，暑月赴筵归，乃姑询其座次失序，遂赧然自愧，因成此病，言语失伦，其中又多间一句曰：奴奴不是。脉皆数而弦。余曰：此非邪，乃病也。但与补脾清热导痰，数日当自安。其家不信，邀数巫者喷水而咒之，旬余而死。或问曰：病非邪而邪治之，何遽至于死？余曰：暑月赴宴，外境蒸热，辛辣适口，内境郁热，而况旧有积痰，加之愧闷，其痰与热何可胜言。今乃惊以法尺，是惊其神而血不宁也；喷以法水，是冰[①]其体，密其肤，使汗不得泄也。汗

---

① 冰：原作"审"，据庚子本改。

不泄则蒸热内燔，血不得宁则阴消而阳不能独立也，不死何俟！

或曰：《外台秘要》有禁咒一科，庸可废乎？予曰：移精变气乃小术耳，可治小病。若内有虚邪，外有实邪，当用正大之法，自有成式，昭然可考。然符水惟隔上热痰，一呷凉水，胃热得之，岂不清快，亦可取安。若内伤而虚，与冬严寒，符水下咽，必冰胃而致害。彼郁热在上，热邪在表，须以汗解，率得清冷，肤腠固密，热何由解？必致内攻，阴阳离散，血气垂争，去死为近。

【点评】气血虚弱，痰气阻滞，会出现诸如"邪祟"的病证，此时绝非"禁咒""符水"所宜，当从虚从痰论治。

傅案，暑月大劳而渴，恣饮梅浆，又因惊吓，出现妄言妄见，病似邪鬼。据证补虚清热，导去痰滞，终得安康。岁案，醉饱后乱言，妄语妄见，诊为"食腥与酒太过，痰所为"，灌盐汤吐痰取效。金妇就没有那么幸运，不听"此非邪，乃病也。但与补脾清热导痰，数日当自安"之告诫，"邀数巫者喷水而咒之，旬余而死"。剖析其死之因，"惊以法尺，是惊其神而血不宁也；喷以法水，是冰其体，密其肤，使汗不得泄也"。分析有理有据，当为"信邪不信医"者诫！

面鼻得冷则黑论

诸阳聚于头，则面为阳中之阳。鼻居面中央，而阳明起于额中，一身之血运到面鼻，到面鼻阳部，皆为至清至精之血矣。酒性善行而喜升，大热而有峻急之毒；多酒之人，酒气熏蒸，面鼻得酒，血为极热，热血得冷，为阴气所抟，污①浊凝结，滞而不行，宜其先为紫，而后为黑色也。须用融化滞血，使之得流，滋生新血，可以运化，病乃可愈。予为酒制四物汤，加炒片茯苓、陈皮、生甘草、酒红花、生姜煎，调五灵脂末饮之，气弱者加酒黄芪，无有不应者。

【点评】面鼻黑从酒毒论治，主张化滞血，滋新血，颇有新意。处方用药四物汤养血，红花、五灵脂化瘀，更用茯苓、陈皮、甘草健脾和胃；对于气弱之证，加用黄芪益气，可谓考虑周全。

---

① 污：庚子本作"瘀"。

胎自堕论

阳施阴化，胎孕乃成。血气虚损，不足荣养，其胎自堕，或劳怒伤情，内火便①动，亦能堕胎。推原其本，皆因于热，火能消物，造化自然，《病源》乃谓风冷伤于子脏而堕，此未得病情者也。

予见贾氏妇，但有孕至三个月左右必堕，诊其脉，左手大而无力，重取则涩，知其少血也。以其妙年，只补中气，使血自荣。时正初夏，教以浓煎白术汤下黄芩末一钱，服三四十贴，遂得保全而生。因而思之，堕于内热而虚者，于理为多。曰热曰虚，当分轻重，好生之工，幸毋轻视。

【点评】本论从血热、血虚讲述堕胎之理。血气虚损，不足养胎，是因虚而堕；劳怒伤情，内火妄动，是因热而堕。

对于堕胎的治疗，需要究其孰虚孰热，对证用药。但病证又多虚而兼热，当权衡轻重用药。贾妇，孕至三个月必堕，左脉大而无力、重取涩，是少血之证；而时值初夏，又顾及热，"教以浓煎白术汤下黄芩末一钱，服三四十贴，遂得保全而生"。丹溪此案，是说明堕胎"内热而虚者，于理为多"，这对临床诊治有重要的指导意义。

---

① 便：庚子本作"妄"。

难产论

世之难产者，往往见于郁闷安佚之人，富贵奉养之家，若贫贱辛苦者无有也。方书止有瘦胎饮一论，而其方为湖阳公主作也，实非极至之言。何者？见有此方，其难自若。

予族妹，苦于难产，后遇胎孕则触而去之，余甚悯焉。视其形肥而勤于针指，构思旬日，忽自悟曰：此正与湖阳公主相反，彼奉养之人，其气必实，耗其气使和平，故易产。今形肥知其气虚，久坐知其不运，而其气愈弱①，胞胎因母气不能自运耳。当补其母之气，则儿健而易产。今其有孕至五六个月，遂于《大全》方紫苏饮加补气药，与十数贴，因得男而甚快。后遂以此方，随母之形色性禀，参以时令加减与之，无不应者，因名其方曰大达生散。

【点评】史载，湖阳公主是汉光武帝的大姐，名刘黄。既是公主，养尊处优，又生性骄横，其气必实，服用瘦胎饮"耗其气使和平"，才能易产。而平民百姓如丹溪族妹，劳作而虚损，"当补其母之气，则儿健而易产"。丹溪将此验方命名为大达生散。

查《丹溪心法》"产前"专篇，载有达生散及相关论述，兹节录以备参：

产前当清热养血。产前宜清热，令血循经而不妄行，故养胎。胎热将临月，以三补丸加炒香附、炒白芍，蒸饼丸服。抑热，以三补丸用地黄膏丸。有孕八九个月，必用顺气，须用枳

---

① 弱：此下原衍"久坐"二字，据庚子本删。

壳、紫苏梗。凡妊妇，脉细匀易产，大、浮、缓，火气散，难产。

达生散（又名束胎散）。

大腹皮三钱，人参、陈皮各半钱，白术、芍药各一钱，紫苏茎叶半钱，炙甘草二钱，归身尾一钱。

上作一服，入青葱五叶，黄杨脑七个（此即黄杨树叶梢儿也）。或加枳壳、砂仁，以水煎，食后服。于八九个月，服十数帖，甚得力。夏月加黄芩，冬不必加，春加川芎。或有别证，以意消息于后：气虚加参、术，气实倍香附、陈皮，血虚倍当归加地黄，形实倍紫苏，性急加黄连，有热加黄芩，湿痰加滑石、半夏，食积加山楂，食后易饥倍黄杨脑，有痰加半夏，腹痛加木香、桂。

难产胞损淋沥论

常见尿胞因收生者不谨，以致破损而得淋沥病，遂为废疾。

一日，有徐姓妇，壮年得此，因思肌肉破伤，在外者且可补完，胞虽在腹，恐亦可治。遂诊其脉，虚甚，曰：难产之由，多是气虚；难产之后，血气尤虚，试与峻补。因以参、术为君，芎、归为臣，桃仁、陈皮、黄芪、茯苓为佐，而煎以猪羊胞中汤，极饥时饮之，但剂率用一两，至一月而安。盖是气血骤长，其胞自完，恐稍迟缓，亦难成功。

【点评】接生不当，生产不顺，致伤膀胱，会出现不时遗尿的病症，多属难治。"胞虽在腹，恐亦可治"，治之之法，认准气血之虚，重用人参、白术，配用活血的川芎、当归、桃仁，补气之黄芪，健脾之茯苓、陈皮，妙在用猪胞、羊胞，一并合药煮之，大剂量用之，连服一月，使"气血骤长，其胞自完"。

论中提到，"在外者且可补完"，是肯定手术修复的作用，可以推测，当时即有修复之术，值得挖掘。

胎妇转胞病论

转胞病，胎妇之禀受弱者，忧闷多者，性急躁者，食味厚者，大率有之。古方皆用滑利疏导药，鲜有应效。因思胞为胎所堕，展在一边，胞系了戾不通耳。胎若举起，悬在中央，胞系得疏，水道自行。然胎之坠下，必有其由。

一日，吴宅宠人患此，脉之两手似涩，重取则弦，然左手稍和。余曰：此得之忧患。涩为血少气多，弦为有饮，血少则胞①弱而不能自举，气多有饮，中焦不清而溢，则胞之所避而就下，故坠。遂以四物汤加参、术、半夏、陈皮、生甘草、生姜，空心饮，随以指探喉中，吐出药汁，俟少顷气定，又与一贴，次早亦然，如是与八贴而安。此法未为的确，恐偶中耳。后又历用数人亦效，未知果如何耶！

仲景云：妇人本肥盛且举自满，全羸瘦且举空减，胞系了戾，亦致胞转。其义未详，必有能知之者。

[点评] 对于转胞，《金匮要略》有论述。问曰：妇人病，饮食如故，烦热不得卧，而反倚息者，何也？师曰：此名转胞，不得溺也，以胞系了戾，故致此病，但利小便则愈，肾气丸主之。据此，转胞的病因是"胞系了戾"，表现为"不得溺"，烦热不得卧寐，反倚物而呼吸，治法用肾气丸利小便。

丹溪则认为，此病多发生于孕妇体质虚弱者，心情忧闷或急躁者，味厚饮食伤害者。由于胎儿长大，重压膀胱，致胞系反转

---

① 胞：庚子本作"胎"。

不顺，小溲因而不通畅。有效的做法是将胎举起，解除压迫，小溲自然通行。论中所举案例，从脉象判断，其转胞是"涩为血少气多，弦为有饮，血少则胎弱而不能自举，气多有饮，中焦不清而溢，则胞之所避而就下"。治法补益与化饮同用，兼以催吐。

"胎之坠下，必有其由"，转胞之诊治，重在弄清其由。这是本论给后人的启示。

乳硬论

乳房，阳明所经；乳头，厥阴所属。乳子之母，不知调养，怒忿所逆，郁闷所遏，厚味所酿，以致厥阴之气不行，故窍不得通而汁不得出；阳明之血沸腾，故热甚而化脓。亦有所乳之子，膈有滞痰，口气热，含乳而睡，热气所吹，遂生结核。于初起时，便须忍痛，揉令稍软，吮令汁透，自可消散。失此不治，必成痈疖。治法：疏厥阴之滞以青皮，清阳明之热细研石膏，行污①浊之血以生甘草之节，消肿导毒以瓜蒌子，或加没药、青橘叶、皂角刺、金银花、当归，或汤或散，或加减随意消息，然须以少酒佐之。若加以艾火两三壮于肿处，其效尤捷。彼村②工喜于自炫，便用针刀引惹拙病③，良可哀悯！

若夫不得于夫，不得于舅姑，忧怒郁闷，昕夕积累④，脾气消阻，肝气横逆，遂成隐核，如大棋子，不痛不痒，数十年后方为疮陷，名曰奶岩，以其疮形嵌凹似岩穴也，不可治矣。若于始生之际，便能消释病根，使心清神安，然后施之以治法，亦有可安之理。

予族侄妇，年十八时，曾得此病，察其形脉稍实，但性急躁，伉俪自谐，所难者后姑耳。遂以本草单方青皮汤，间以加减四物汤，行以经络之剂，两月而安。

【点评】本论乳硬，关乎乳痛、乳核、奶岩的防治。

---

① 污：庚子本作"瘀"。
② 村：正脉本、云林阁本均作"庸"。
③ 病：正脉本、云林阁本均作"痛"。
④ 昕(xīn 欣)夕积累：指日积月累。

乳之生理，与阳明经、厥阴经关系密切，乳母失养，怒忿郁闷，厚味饮食，都会导致厥阴气滞，使乳汁不通，阳明热盛，化脓成痈。如乳儿膈有滞痰，口中气热，含乳而睡，热气所吹，遂生结核。乳痈、乳核，初起之治，必使之疏散，可忍痛手揉。失此不治，已经成痈，宜用青皮、石膏、甘草、瓜蒌仁一类，疏厥阴之滞，清阳明之热，行瘀阻之血，消肿以导毒。

对于奶岩，丹溪更注重情志在发病中的影响，"忧怒郁闷，昕夕积累，脾气消阻，肝气横逆，遂成隐核"。对其病的发展有清晰的预见："如大棋子，不痛不痒，数十年后方为疮陷，名曰奶岩，以其疮形嵌凹似岩穴也"。论中还举例说明，其病发展缓慢，如能早防早治，"于始生之际，便能消释病根，使心清神安，然后施之以治法，亦有可安之理"。

受胎论

成胎以精血之后，先分男女者，褚澄之论，愚切惑焉。后阅李东垣之方，有曰：经水断后一二日，血海始净，精胜其血，感者成男；四五日后，血脉已旺，精不胜血，感者成女，此确论也。

《易》曰：乾道成男，坤道成女，夫乾坤，阴阳之情性也；左右，阴阳之道路也；男女，阴阳之仪象也。父精母血，因感而会，精之施也。血能摄精成其子，此万物资始于乾元也；血成其胞，此万物资生于坤元也。阴阳交媾，胎孕乃凝，所藏之处，名曰子宫。一系在下，上有两歧，一达于左，一达于右。精胜其血，则阳为之主，受气于左子宫而男形成；精不胜血，则阴为之主，受气于右子宫而女形成。

或曰：分男分女，吾知之矣。男不可为父，女不可为母，与男女之兼形者，又若何而分之耶？余曰：男不可为父，得阳气之亏者也。女不可为母，得阴气之塞者也。兼形者，由阴为驳气①所乘而成，其类不一。以女函男有二，一则遇男为妻，遇女为夫，一则可妻而不可夫。其有女具男之全者，此又驳之甚者。

或曰：驳气所乘，独见于阴，而所乘之形，又若是之不同耶？予曰：阴体虚，驳气易于乘也。驳气所乘，阴阳相混，无所为主，不可属左，不可属右，受气于两歧之间，随所得驳气之轻重而成形，故所兼之形，有不可得而同也。

---

① 驳气：不纯之气。驳，指一种颜色夹杂着别种颜色，如"斑驳"。这里引申为邪气夹杂，不纯净。

【点评】"阴阳交媾，胎孕乃凝"，是言胎孕之所以生成；"所藏之处，名曰子宫"，是言胎儿在母体子宫内生长。其论即便在科学高度发展的今天，也是真理；但是，生男生女之说，则未必可信，只不过提供了一种思路，仍当深入研究。

至于男不可为父，女不可为母，及男女之兼形者，谓系驳气所乘。其所乘之因，"阴体虚，驳气易于乘也"。强调的还是正气的充盛，防治方法重在补益阴虚。

人迎气口论

六阳六阴脉，分属左右手。心、小肠、肝、胆、肾、膀胱在左，主血；肺、大肠、脾、胃、命门、三焦在右，主气。男以气成胎，故气为之主。女以血成胎，故血为之主。若男子久病，气口充于人迎者，有胃气也，病虽重可治。女子久病，人迎充于气口者，有胃气也，病虽重可治。反此者逆。

或曰：人迎在左，气口在右，男女所同，不易之位也。《脉法》赞曰：左大顺男，右大顺女，何子言之悖耶？曰：《脉经》一部，王叔和谆谆于教医者，此左右手以医者为主而言，若主于病者，奚止千里之谬！

【点评】关于人迎，既有指颈部，喉结旁开 1.5 寸的穴位；又指寸口脉。王叔和《脉经》认为左手寸部为人迎，右手寸部为气口。丹溪此论，承袭叔和，而有"若男子久病，气口充于人迎者，有胃气也，病虽重可治。女子久病，人迎充于气口者，有胃气也，病虽重可治"之论。

至于人迎、气口之左右，丹溪认为是"以医者为主而言"，使难被接受。其论可作进一步研究时参考。

春宣论

春，蠢也。阳气升浮，草木萌芽，蠢然而动。前哲谓春时人气在头，有病宜吐。又曰：伤寒大法，春宜吐，宣之为言扬也。谓吐之法，自上出也。今之世俗，往往有疮痏行，膈满者，虫积者，以为不于春时宣泻以毒药，不可愈也。医者遂用牵牛、巴豆、大黄、枳壳、防风辈为丸，名之曰春宣丸，于二月、三月服之，得下利而止。于初泻之时，脏腑得通，时暂轻快，殊不知气升在上，则在下之阴甚弱，而用利药戕贼其阴，其害何可胜言。况仲景用承气汤等下药，必有大满大实坚，有燥屎转矢气下逼迫，而无表证者，方行此法。可下之证未悉俱，犹须迟以待之，泄利之药，其可轻试乎！

余伯考，形肥骨瘦，味厚性沉，五十岁，轻于听信，忽于三月半赎春宣丸一贴，服之下两三行，每年率以为常。至五十三岁时，七月初炎热之甚，无病暴死。此岂非妄认春宣为春泻而致祸耶？自上召下曰宣，宣之一字，吐也明矣。张子和先生已详论之，昔贤岂妄言哉？详之审订无疑。后之死者，又有数人，愚故表而出之，以为后人之戒。

【点评】《经》谓春夏养阳，是春夏之时，阳气生发，养生当顺之以生以长；防治春夏疾病亦然，适度的宣发，有裨鼓舞阳气，祛除病痛。临床所见，冬日温热大补，饮食辛辣，取暖过度，来春会有烦热、满闷、疮痒诸多病症，用栀豉汤加防风、苏叶、连翘之类，取效显著。但只宜轻清宣发，而非春宣丸之牵牛、巴豆、大黄猛攻所宜。用之，损伤的是元气，元气伤则不耐炎热，而有暴死之可能。

醇酒宜冷饮论

醇酒之性，大热有①大毒，清香美味，既适于口，行气和血，亦宜于体，由是饮者不自觉其过于多也。不思肺属金，性畏火，其体脆，其位高，为气之主，肾之母，木之夫，酒下咽膈，肺先受之。若是醇者，理宜冷饮，过于肺，入于胃，然后渐温。肺先得温中之寒，可以补气，一益也；次得寒中之温，可以养胃，二益也；冷酒行迟，传化以渐，不可恣饮，三益也。

古人终日百拜，不过三爵，既无酒病，亦免酒祸。今余稽之于《礼经》，则曰：饮剂视冬时。饮剂，酒也；视，犹比也；冬时，寒也。参之《内经》，则曰：热因寒用。厥旨深矣。今则不然，不顾受伤，只图取快，盖热饮有"三乐"存焉：膈滞通快，喉舌辛美，杯行可多。不知酒性喜升，气必随之，痰郁于上，溺涩于下，肺受贼邪，金体必燥；恣饮寒凉，其热内郁，肺气得热，必大伤耗。其始也病浅，或呕吐，或自汗，或疮痏，或鼻衄，或自泄，或心脾痛，尚可发散而去之。若其久也，为病深矣，为消为渴，为内疽，为肺痿，为内痔，为臌胀，为失明，或喘哮，为劳嗽，为癫痫，亦为难明之病，倘非具眼，未易处治，可不谨乎！

或曰：人言一盏冷酒，须二盏血乃得行，酒不可冷饮明矣。余曰：此齐东之语②耳。今参之于经，证之以理，发之为规戒，子以为

---

① 有：正脉本无此字。

② 齐东之语：即齐东野语。比喻荒唐而没有根据，语出《孟子·万章上》："此非君子之言，齐东野人之语也。"

迂耶？

【点评】言醇酒宜冷饮，其立足点是酒不宜多饮。酒"清香美味，既适于口，行气和血，亦宜于体"；但酒热有毒，"性喜升，气必随之，痰郁于上，溺涩于下，肺受贼邪，金体必燥；恣饮寒凉，其热内郁，肺气得热，必大伤耗。其始也病浅，或呕吐，或自汗，或疮痍，或鼻齇，或自泄，或心脾痛，尚可发散而去之。若其久也，为病深矣，为消为渴，为内疽，为肺痿，为内痔，为臌胀，为失明，或喘哮，为劳嗽，为癫痫。"

酒最易损伤的是肺。冷饮，酒"过于肺，入于胃，然后渐温"，能发挥补气、养胃的作用，重要的是"冷酒行迟，传化以渐"，不至于恣饮。

痈疽当分经络论

六阳经、六阴经之分布周身，有多气少血者，有少气多血者，有多气多血者，不可一概论也。

若夫要害处，近虚怯薄处，前哲已曾论及，惟分经之言未闻也，何则？诸经惟少阳、厥阴经之生痈疽，理宜预防，以其多气少血，其血本少，肌肉难长，疮久未合，必成死证。其有不思本经少血，遽用驱毒利药，以伐其阴分之血，祸不旋踵矣。请述一二成败之迹，以告来者。

余从叔父，平生多虑，质弱神劳，年近五十，忽左膊外侧廉上起一小红肿，大约如栗。予视之曰：慎勿轻视，且生与人参大料作汤，得一二^①斤为好。人未之信，谩进小贴数服，未解而止。旬余值大风拔木，疮上起一道红如线，绕至背胛，直抵右肋。予曰：必大料人参，少加当归、川芎、陈皮、白术等补剂与之。后与此方，两阅月而安。

又，东阳李兄，年逾三十，形瘦肤厚，连得忧患，又因作劳，且过于色，忽左腿外侧廉上一红肿，其大如栗。一医问其大腑坚实，与承气两贴下之，不效；又一医教与大黄、朱砂、生粉草、麒麟竭，又二三贴。半月后召予视之。曰：事去矣。

又，一李兄，年四十余而面稍白，神甚劳，忽胁下生一红肿如桃，一人教用补^②剂，众笑且排，于是流气饮、十宣散杂而进之。旬

---

① 一二：正脉本、云林阁本均作"二三"。
② 补：原作"神"，据庚子本改。

余召予视之，予曰：非惟不与补药，抑且多得解利，血气俱惫矣。已而果然。

或曰：太阳经非多血少气者乎？何臀痈之生，初无甚苦，往往间有不救者，吾子其能治之乎？予曰：臀居小腹之后，而又在其下，此阴中之阴也。其道远，其位僻，虽曰多血，气运不到，气既不到，血亦罕来。中年之后，不可生痈，才有痛肿，参之脉证，但见虚弱，便与滋补，血气无亏，可保终吉。若用寻常驱热拔毒纾气之药，虚虚之祸，如指诸掌。

【点评】丹溪强调痈疽论治分经络，是重视审视气血的盛衰，避免妄用攻泻。如病在少阳、厥阴经，因其少血，其血本少，肌肉难长，不能再用驱毒利药伐其阴血。又如年老体弱，病痈疽时要虑其虚，补益为要。

丹溪举叔父为例，"平生多虑，质弱神劳，年近五十"，是表其虚，所以当左膊外侧廉上起一小红肿，大约如粟，即与人参大料作汤，少加当归、川芎、陈皮、白术等补剂与之，"两阅月而安"。而李案即是反面教材，"形瘦肤厚，连得忧患，又因作劳，且过于色"，本虚可知，"左腿外侧廉上一红肿，其大如粟"，先是承气两贴下之，不效又与大黄、朱砂、生粉草、麒麟竭二三贴，终因药误而不治。而另一李姓案，"年四十余而面稍白，神甚劳，忽胁下生一红肿如桃"，有医主张用补剂，众医笑且排，给服流气饮、十宣散温散。最后请教丹溪，丹溪作答："非惟不与补药，抑且多得解利，血气俱惫矣"，是说你不但不服补药，还用疏解泻利之药，结果只能是导致气血更虚。其补益的主张在案例中得到明确地阐述。

脾约丸论

成无己曰：约者，结约之约，又约束之约①。胃强脾弱，约束津液不得四布，但输膀胱，故小便数而大便硬，故曰脾约。与此丸以下脾之结燥，肠润结化，津流入胃，大便利，小便少而愈矣。愚切有疑焉。何者？既曰约，脾弱不能运也；脾弱则土亏矣，必脾气之散，脾血之耗也。原其所由，久病、大下、大汗之后，阴血枯槁，内火燔灼，热伤元气，又伤于脾，而成此证。伤元气者，肺金受火，气无所摄。伤脾者，肺为脾之子，肺耗则液竭，必窃母气以自救，金耗则木寡于畏，土欲不伤，不可得也。脾失转输之令，肺失传送之官，宜大便秘而难下，小便数而无藏蓄也，理宜滋养阴血，使孤阳之火不炽，而金行清化，木邪有制，脾土清健而运行，精液乃能入胃，则肠润而通矣。今以大黄为君，枳实、厚朴为臣，虽有芍药之养血，麻仁、杏仁之温润为之佐使，用之热甚而气实者，无有不安。愚恐西北二方，地气高厚，人禀壮实者可用。若用于东南之人，与热虽盛而血气不实者，虽得暂通，将见脾愈弱而肠愈燥矣。后之欲用此方者，须知在西北以开结为主，在东南以润燥为主，慎勿胶柱而调瑟。

【点评】脾约之说，出自《伤寒论》，胃强脾弱，脾的功能被胃约束，津液输布失调，称为脾约。治疗方是麻仁丸，《太平惠民和剂局方》称为脾约麻仁丸。用药麻子仁、芍药、枳实、大黄、厚朴、杏仁，治疗肠胃燥热，津液不足，大便秘结，小便频数。

---

① 又约束之约：正脉本、云林阁本均无此五字。

本方虽为润肠缓下之剂，但用了攻下破滞之品，故为丹溪所抨击：既曰约，脾弱不能运，其由在于久病、大下、大汗之后，阴血枯槁，内火燔灼，热伤元气，又伤于脾，而成此证。乃以大黄、枳实、厚朴攻泻，虽有芍药之养血，麻仁、杏仁之温润，"与热虽盛而血气不实者，虽得暂通，将见脾愈弱而肠愈燥矣"。

"燥者润之""留者攻之"，脾约丸是润肠泻实同用之方，但对于津血不足者，应当审慎。丹溪说从西北地气高厚、人禀壮实者宜，东南热虽盛而血气不实者当慎用，其理即在于此。

臌胀论

心肺，阳也，居上；肝肾，阴也，居下；脾居中亦阴也，属土。《经》曰：饮食入胃，游溢精气，上输于脾，脾气散精，上归于肺，通调水道，下输膀胱，水精四布，五经并行。是脾具坤静之德，而有乾健之运，故能使心肺之阳降，肾肝之阴升，而成天地交之泰①，是为无病之人。今也七情内伤，六淫外侵，饮食不节，房劳致虚，脾土之阴受伤，转输之官失职，胃虽受谷，不能运化，故阳自升，阴自降，而成天地不交之否②。于斯时也，清浊相混，隧③道壅塞，气化浊血，瘀郁而为热。热留而久，气化成湿，湿热相生，遂成胀满，《经》曰臌胀是也。以其外虽坚满，中空无物，有似于鼓，其病胶固，难以治疗，又名曰蛊，若虫侵蚀，有蛊之义。验之治法，理宜补脾，又须养肺金以制木，使脾无贼邪之虑；滋肾水以制火，使肺得清化之令。却盐味以防助邪，断妄想以保母气，无有不安。医不察病起于虚，急于作效，炫能希赏；病者苦于胀急，喜行利药，以求一时之快。不知宽得一日半日，其肿愈甚，病邪甚矣，真气伤矣，去死不远。古方惟禹余粮丸，又名石中黄丸，又名紫金丸，制肝补脾，殊为切当，亦须随证，亦须顺时，加减用之。

余友俞仁叔，儒而医，连得家难，年五十得此疾，自制禹余粮丸

---

① 泰：卦名，六十四卦之一。

② 否：卦名，六十四卦之一。

③ 隧：原作"随"，据庚子本改。

服之。予诊其脉，弦涩而数①，曰：此丸新制，煅炼之火邪尚存，温热之药太多，宜自加减，不可执方。俞笑曰：今人不及古人，此方不可加减。服之一月，口鼻见血色，骨立而死。

又，杨兄，年近五十，性嗜好酒，病疟半年，患胀病，自察必死，来求治。诊其脉，弦而涩，重则大，疟未愈，手足瘦而腹大，如蜘蛛状。予教以参、术为君，当归、川芎、芍药为臣，黄连、陈皮、茯苓、厚朴为佐，生甘草些少，作浓汤饮之。一日定三次，彼亦严守戒忌。一月后，疟因汗而愈；又半年，小便长而胀愈。中间虽稍有加减，大意只是补气行湿。又，陈氏年四十余，性嗜酒，大便时见血，于春间患胀，色黑而腹大，其形如鬼。诊其脉，数而涩，重似弱，予以四物汤加黄连、黄芩、木通、白术、陈皮、厚朴、生甘草作汤与之，近一年而安。一补气，一补血，余药大率相出入，皆获安，以保天寿。

或曰：气无补法，何子补气而获安，果有说以通之乎？予曰：气无补法，世俗之言也。以气之为病，痞闷壅塞，似难于补，恐增病势。不思正气虚者，不能运行，邪滞所著而不出，所以为病。《经》曰：壮者气行则愈，怯者著而成病。苟或气怯不用补法，气何由行！

或曰：子之药审则审矣，何效之迟也？病者久在床枕，必将厌子之迂而求速效者矣。予曰：此病之起，或三五年，或十余年，根深矣，势笃矣，欲求速效，自求祸耳。知王道者，能治此病也。

或曰：胀病将终不可与利药耶？予曰：灼知其不因于虚，受病亦浅，脾胃尚壮，积滞不痼，而又有可下之证，亦宜略与疏导，若授张子和浚川散、禹功丸为例，行迅攻之策②，实所不敢。

---

① 数：正脉本、云林阁本此下均有"紧"字。
② 策：庚子本作"药"。

【点评】本篇论臌胀之病因、病机、病症、治疗及养护。

病因病机："今也七情内伤，六淫外侵，饮食不节，房劳致虚，脾土之阴受伤，转输之官失职，胃虽受谷，不能运化，故阳自升，阴自降，而成天地不交之否。于斯时也，清浊相混，隧道壅塞，气化浊血，瘀郁而为热。热留而久，气化成湿，湿热相生，遂成胀满。"

病症："其外虽坚满，中空无物，有似于鼓，其病胶固，难以治疗，又名曰蛊，若虫侵蚀，有蛊之义。"

治法："理宜补脾，又须养肺金以制木，使脾无贼邪之虑；滋肾水以制火，使肺得清化之令。"

养护："却盐味以防助邪，断妄想以保母气，无有不安。"

丹溪治病，强调保护人体正气，慎用攻法。"攻击之法，必其人充实，禀质本壮，乃可行也，否则邪去而正气伤，小病必重，重病必死"。在对臌胀的论治，强调病情深重，"或三五年，或十余年，根深矣，势笃矣"，病患多虚损，治疗中要时时顾护正气，不可攻伐太过。

因为虚，治疗上反对用浚川散、禹功丸、禹余粮丸猛药攻泻，如俞案，自制禹余粮丸服之，终因"此丸新制，煅炼之火邪尚存，温热之药太多"，服之一月，口鼻见血色，骨立而死。惟有注意补虚，注意养护，才有复元之可能，如杨案、陈案，均是经过了近一年的调治，一补气，一补血，终获安康。

疝气论

疝气之甚者，睾丸连小腹急痛也。有痛在睾丸者，有痛在五枢穴边者，皆足厥阴之经也。或有形，或无形，或有声，或无声，有形如瓜，有声如蝉①，自《素问》以下，历代名医皆以为寒。盖寒主收引，经络得寒，故引不行，所以作痛，理固然也。

有得寒而无疝者，又必有说以通之可也。予尝屡因门户雪上有霜，没脐之水，踢②冰徒涉，不曾病此，以予素无热在内也。因而思之，此证始于湿热在经，郁而至久，又得寒气外束，湿热之邪不得疏散，所以作痛，若只作寒论，恐为未备。

或曰：厥阴一经，其道远，其位卑，郁积湿热，何由而致？予曰：大劳则火起于筋，醉饱则火起于胃，房劳则火起于肾，大怒则火起于肝，本经火积之久，母能生子虚，湿气便盛。厥阴属木系于肝，为将军之官，其性急速，火性③又暴，为寒所束，宜其痛之大暴也。愚见有用乌头、栀子等分，作汤用之，其效亦敏。后因此方，随证与形加减用之，无有不应。

然湿热又须分多少而始治，但湿者肿多病是也。又有挟虚而发者，当以参、术为用，而以疏导药佐之。诊其脉，有甚沉紧而大豁无力者是也，其痛亦轻，惟觉重坠牵引耳。

【点评】疝气多从寒论治，丹溪独从湿热解，颇有见地。其论

---

① 蝉：正脉本、云林阁本均作"蛙"。
② 踢：庚子本作"履"。
③ 性：正脉本、云林阁本此下均有"且"字。

湿热之由生，"大劳则火起于筋，醉饱则火起于胃，房劳则火起于肾，大怒则火起于肝，本经火积之久，母能生子虚，湿气便盛。厥阴属木系于肝，为将军之官，其性急速，火性又暴，为寒所束，宜其痛之大暴也"。总之，其证"始于湿热在经，郁而至久，又得寒气外束，湿热之邪不得疏散，所以作痛。"正因为此，治疗"有用乌头、栀子等分，作汤用之，其效亦敏。"

对于疝气的治疗，丹溪强调分湿热之轻重，对于因虚而发者，以参、术为用，佐以疏导药。判断虚证的根据：脉甚沉紧而大豁无力，"其痛亦轻，惟觉重坠牵引。"

秦桂丸论

无子之因，多起于妇人。医者不求其因起于何处，遍阅古方，惟秦桂丸其辞确，其意专，用药温热，近乎人情，欣然授之，锐然服之，甘受燔灼之祸，犹且懵然不悔。何者？阳精之施也，阴血能摄之，精成其子，血成其胞，胎孕乃成。今妇人之无子者，率由血少不足以摄精也。血之少也，固非一端，然欲得子者，必须补其阴血，使无亏欠，乃可推其有余，以成胎孕，何乃轻用热剂，煎熬脏腑，血气沸腾，祸不旋踵矣。

或曰：春气温和，则万物发生，冬气寒凛，则万物消殒，非秦桂丸之温热，何由得子脏温暖而成胎耶！予曰：诗言妇人和平则乐有子，和则气血不乖，平则阴阳不争。今得此药，经血转紫黑，渐成衰少，或先或后，始则饮食骤进，久则口苦而干，阴阳不平，血气不和，疾病蜂起，焉能成胎？纵使成胎生子，亦多病而不寿。以秦桂丸之耗损天真之阴也，戒之慎之！

郑廉使之子，年十六，求医曰：我生七个月患淋病，五日七日必一发，其发也大痛，扪地叫天，水道方行，状如漆如粟者，约一盏许，然后定。诊其脉，轻则涩，重则弦；视其形瘦而稍长，其色青而苍；意其父必因多服下部药，遗热在胎，留于子之命门而然。遂以紫雪和黄柏细末，丸梧子大，晒十分干，而与二百丸作一服。经二时，又与三百丸作一服①，率以热汤下，以食物压之。又经半日，痛大作

---

① 经二时，又与三百丸作一服：正脉本、云林阁本均无此 11 字。

连腰腹，水道乃行，下如漆和粟者一大碗许，其病减十分之八。后张子忠以陈皮一两，桔梗、木通各半两，作一贴与之，又下漆粟者一合许，遂安。父得燥热，且能病子，况母得之者乎！余书此以证东垣红丝瘤①之事。

【点评】秦桂丸出《妇人大全良方》，主治妇人不孕。用药秦芄、桂心、杜仲、防风、厚朴、附子、茯苓、白薇、干姜、沙参、牛膝、半夏、人参、细辛，性偏温热。

丹溪认为，胎孕是阳精之施，阴血能摄，精成其子，血成其胞。妇人无子多由于血少不足以摄精，治疗须补阴血。因此反对轻率用热剂，煎熬脏腑，血气沸腾，致生多变。服用秦桂丸，则耗损真阴，经血转紫黑，渐成衰少，或先或后，口苦而干，阴阳不平，血气不和，疾病蜂起，不能成胎，纵使成胎生子，亦多病而不寿。

除了妇女，父亲服用热药，其儿亦多热毒之证。如案中郑子，"生七个月，患淋病，五日七日必一发，其发也大痛，扪地叫天，水道方行，状如漆如粟者，约一盏许，然后定"。用大剂量紫雪和黄柏，病势方减，值得警醒。

① 红丝瘤：病名，即胎瘤，是指以头上及胸乳间肿块，小如李核，大如馒头，漫肿不甚疼痛为主要表现的新生儿疾病，多因母体蕴热更兼血瘀结滞而成。

恶寒非寒病恶热非热病论

《经》曰：恶寒战栗，皆属于热。又曰：禁栗如丧神守，皆属于火。恶寒者，虽当炎月，若遇风霜，重绵在身，自觉凛凛战栗。禁栗，动摇之貌；如丧神守，恶寒之甚。《原病式》曰：病热甚而反觉自冷，此为病热，实非寒也。

或曰：往往见有得热药而少愈者，何也？予曰：病热之人，其气炎上，郁为痰饮，抑遏清道，阴气不升，病热尤甚，积痰得热，亦为暂退，热势助邪，其病益深。

或曰：寒热如此，谁敢以寒凉与之，非杀之而何？予曰：古人遇战栗之证，有以大承气下燥粪而愈者。恶寒战栗，明是热证，但有虚实之分耳。《经》曰：阴虚则发热。夫阳在外为阴之卫，阴在内为阳之守。精神外驰，嗜欲无节，阴气耗散，阳无所附，遂致浮散于肌表之间而恶热也，实非有热，当作阴虚治之，而用补养之法可也。

或曰：恶寒非寒，宜用寒药；恶热非热，宜用补药，甚骇耳目，明示我之法可乎？予曰：进士周本道，年逾三十，得恶寒病，服附子数日而病甚，求予治。诊其脉，弦而似缓，予以江茶入姜汁、香油些少，吐痰一升许，减绵大半。周甚喜。予曰：未也，燥热已多，血伤亦深，须淡食以养胃，内观以养神，则水可生而火可降。彼勇于仕进，一切务外，不守禁忌。予曰：若多与补血凉药亦可稍安，内外不静，肾水不生，附毒必发。病安后，官于婺城，巡夜冒寒，非附子不可疗，而性怕生姜，只得以猪腰子作片煮附子，与三贴而安。予曰：可急归。知其附毒易发，彼以为迂。半年后，果发背而死。

又，司丞叔，平生脚自踝以下常觉热，冬不可加绵于上，常自言曰：我禀质壮，不怕冷。予曰：此足三阴之虚，宜早断欲事，以补养阴血，庶乎可免。笑而不答。年方五十，患痿，半年而死。

观此二人，治法盖可知矣。或曰：伤寒病恶寒、恶热者亦是虚耶？予曰：若病伤寒者，自外入内，先贤论之详矣，愚奚庸赘？

【点评】恶寒属于热，战栗属于火，所以说恶寒非寒。火热，其气炎上，郁为痰饮，抑遏清道，阴气不升，少用热药，积痰得热，可得暂退，但终会热势助邪，其病益深。

恶寒战栗，判明属于火热之证，又当分虚实。实证即大承气下燥粪而愈之证；虚证是精神外驰，嗜欲无节，阴气耗散，阳无所附，致浮散于肌表之间而恶热者，当作阴虚治，而用补养之法。

周案即是丹溪说的内有郁热，痰气抑遏病证。年逾三十，得恶寒病，脉弦而似缓，显然有痰，而用吐法，"吐痰一升许，减绵大半"。因为服附子数日，燥热已多，血伤亦深，故告诫"须淡食以养胃，内观以养神，则水可生而火可降"。可悲的是，周进士勇于仕进，一切务外，不守禁忌。后来病发，以猪腰子作片煮附子，虽得暂安，但附毒易发，半年后发背而死。

司丞叔案则属于"阴气耗散，阳无所附"的虚热证。足三阴之虚，脚自踝以下常觉热，冬不可加绵于上，误以为禀质壮，不怕冷。不接受"早断欲事，以补养阴血"之诫，年方五十，患痿半年而死。

经水或紫或黑论

经水者，阴血也。阴必从阳，故其色红，禀火色也。血为气之配，气热则热，气寒则寒，气升则升，气降则降，气凝则凝，气滞则滞，气清则清，气浊则浊。往往见有成块者，气之凝也；将行而痛者，气之滞也；来后作痛者，气血俱虚也；色淡者亦虚也；错经妄行者，气之乱也；紫者气之热也；黑者热之甚也。人但见其紫者、黑者、作痛者、成块者，率指为风冷，而行温热之剂，祸不旋踵矣。良由《病源》论月水诸病，皆曰风冷乘之，宜其相习而成俗也。

或曰：黑，北方水之色也；紫淡于黑，非冷而何？予曰：《经》曰亢则害，承乃制，热甚者必兼水化，所以热则紫，甚则黑也。况妇人性执而见鄙，嗜欲加倍，脏腑厥阳之火无日不起，非热而何？若夫风冷必须外得，设或有之，盖千百而一二者也。

【点评】血关乎气，月经的变化，实则是妇女气血盛衰的表现。所以论中说，经水由阴血所化，而血为气之配，气热则热，气寒则寒，气升则升，气降则降，气凝则凝，气滞则滞，气清则清，气浊则浊。

气滞、气虚都可以从月经方面表现出来。经来挟血块，是气之凝；经将行而痛，是气之滞；经来后作痛，是气血俱虚；经色淡亦属虚证，错经妄行为气之乱，经紫为气之热，经黑为热之甚。

热甚必兼水化，所以热则见经紫、经黑；又因妇女性执、嗜欲等方面原因，脏腑厥阳之火易起，而有热证。凡此，不能见经紫、黑、作痛、成块，认作风冷用温热之剂。这也是丹溪"火易起，阴易伤"学术观点的彰显。

石膏论

《本草》药之命名，固有不可晓者，中间亦多有意义，学者不可以不察。

以色而名大黄、红花、白前、青黛、乌梅之类是也；以形而名者，人参、狗脊、乌头、贝母、金铃子之类是也；以气而名者，木香、沉香、檀香、麝香、茴香之类是也；以质而名者，厚朴、干姜、茯苓、生熟地黄之类是也；以味而名者，甘草、苦参、淡竹叶、草龙胆、苦酒之类是也；以能而名者，百合、当归、升麻、防风、滑石之类是也；以时而名者，半夏、茵陈、冬葵、寅鸡、夏枯草之类是也。

以石膏火煅细研，醋调封丹炉，其固密甚于脂，苟非有膏，焉能为用？此兼质与能而得名，正与石脂同意。阎孝忠妄以方解石为石膏。况石膏其味甘而辛，本阳明经药，阳明主肌肉，其甘也，能缓脾益气，止渴去火；其辛也，能解肌出汗，上行至头，又入手太阴、手少阳。彼方解石者，止有体重质坚性寒而已，求其所谓有膏，而可为三经之主治者焉在哉？医欲责效，不亦难乎！

【点评】本论说了两个方面的话题。一是本草的命名，二是石膏与方解石的区别应用。

本草的命名，以色，以形，以气，以质，以味，以能，以时，细归其类，反映了中医的大智慧。

方解石和石膏主要成分都是钙盐，但并非一物，性味各有不同，临床应用也有差异，不可代用。文中的石膏与方解石，只是举例而已，其意义在于：中药材的选用，当细细辨识，不容相混。

脉大必病进论

脉，血之所为，属阴。大，洪之别名，火之象，属阳。其病得之于内伤者，阴虚为阳所乘，故脉大，当作虚治之。其病得之于外伤者，邪客于经脉亦大，当作邪胜治之。合二者而观之，皆病证方长之势也，谓之病进不亦宜乎！海藏云：君侵臣之事也。孰为是否，幸有以教之。

【点评】脉大，即大脉，指脉来大而满指，波动幅度倍于平常。脉大病进之论，见于《素问·脉要精微论》，云："大则病进"。

大脉有邪实，有体虚，要在辨其有力与无力。若大而有力为邪胜实证，得之外伤；大而无力为虚损，气不内守之证，得之内伤。

大是相对于小而言，大可以理解为指脉的宽、厚、长。如是实邪，内热充斥，脉道扩张，脉体阔大，必大而有力；若久病气虚，或虚劳、失血、失泄等病症见大脉，则无汹涌之势，大而无力。

脉大必病进，实邪见大脉，当及时清泄，遏制其火热；久虚见大脉，虞其正气衰亡在即，当以峻补固摄为要。

生气通天论病因章句辨

《礼记》曰：一年视离经[①]，谓离析经理，在乎章句之绝。

《内经·生气通天论》病因四章，第一章论因于寒，欲如运枢，以下三句与上文意不相属，皆衍文也，体若燔炭，汗出而散两句，当移在此。夫寒邪初客于肌表，邪郁而为热，有似燔炭，得汗则解，此仲景麻黄汤之类是也。第二章论因于暑，暑者，君火为病，火主动则散，故自汗烦渴而多言也。第三章论因于湿，湿者，土浊之气。首为诸阳之会，其位高而气清，其体虚故聪明得而系焉。浊气熏蒸，清道不通，沉重而不爽利，似乎有物以蒙冒之，失而不治，湿郁为热，热留不去，大筋软短者，热伤血，不能养筋，故为拘挛；小筋弛长者，湿伤筋，不能束骨，故为痿弱。因于湿，首如裹，各三字为句，湿热不攘以下，各四字为句，文正而意明。第四章论因于气为肿，下文不序病证，盖是脱简。四维相代二句，与上文意不相属，亦衍文也。

王太仆曰：暑热湿气三病，皆以为发于伤寒之毒，次第相仍，碾转生病，五段通为一章，余有疑焉。暑病不治，伏而生热，热久生湿，湿久气病，盖有之矣。《内经》止有冬伤于寒不即病，至夏有热病之言，未闻寒毒伏藏，至夏发于暑病。至于湿病，亦蒙上文之热，谓反湿其首，望湿物裹之。望除其热，当以因于湿首为句，如裹湿又为句，则湿首之湿，裹湿之湿，皆人为也，与上下文列言寒暑之病，因文义舛乖，不容于不辩。

---

① 离经：《礼记》曰，"一年视离经辨志。"注曰："离经，断句绝也。"是指句读为讲经之先务。

或曰：先贤言温湿、寒湿、风湿矣，未闻有所谓湿热病者，考之《内经》亦无有焉，吾子无乃失之迂妄耶？予曰：六气之中，湿热为病，十居八九。《内经》发明湿热，此为首出。《至真要大①论》曰：湿上甚而热其间，或言湿而热在中者，或曰热而湿在中者，此圣人爱人论道之极，致使天下后世不知湿热之治法者，太仆启之也。君其归，取《原病式》熟读而审思之，幸甚。

太仆章句

因于寒，欲如运枢，起居如惊，神气乃浮。

因于暑，汗，烦则喘喝，静则多言，体若燔炭，汗出而散。

因于湿首句，如裹湿句，热不攘句，大筋软短，小筋弛长，软短为拘，弛长为痿。

因于气为肿云云。

新定章句

因于寒，体若燔炭，汗出而散。

因于暑，汗，烦则喘喝，静则多言。

因于湿句，首如裹句，湿热不攘句，大筋软短，小筋弛长，软短为拘，弛长为痿。

因于气为肿云云。

【点评】本论辨正王冰章句注释之误，同时对文字有所移易订

---

① 要大：原作"大要"，据《素问·至真要大论》改。

正，体现了丹溪对《内经》的卓见。从其订正辨误可知，丹溪治《内经》，孰为文字之脱讹，孰为注释之错误，皆直斥不讳，倡言错简，衍文删之，错简乙之，这正是嗣宋儒治经的宗风。

可贵的是，丹溪秉承《内经》旨意，结合临证经验，得出了"六气之中，湿热为患，十之八九"的结论，彰显了湿热在发病中的重要地位。结合《丹溪心法》等相关论述，可知丹溪对湿热为病的诊治特色。

丹溪认为湿热可涉及外感、内伤诸多病证，如"赤痢乃自小肠来，白痢乃自大肠来，皆湿热为本。""吞酸者，湿热郁积于肝而出，伏于肺胃之间。""疸不用分其五，同是湿热。""浊主湿热，有痰、有虚。"等等。

对于湿热病的治疗，《丹溪心法·中湿》有较详细的记述："《本草》云：苍术治湿，上下部皆可用。二陈汤中加酒芩、羌活、苍术，散风行湿。脾胃受湿，沉困无力，怠惰好卧。去痰须用白术。上部湿，苍术功烈；下部湿，宜升麻提之。外湿宜表散，内湿宜淡渗。若燥湿，以羌活胜湿汤、平胃散之类。若风湿相搏，一身尽痛，以黄芪防己汤。若湿胜气实者，以神佑丸、舟车丸服之；气虚者，桑皮、茯苓、人参、葶苈、木香之类。凡肥人沉困怠惰，是湿热，宜苍术、茯苓、滑石。凡肥白之人沉困怠惰，是气虚，宜二术、人参、半夏、草果、厚朴、芍药。凡黑瘦而沉困怠惰者，是热，宜白术、黄芩。凡饮食不节，脾胃受伤，不能递送，宜枳术丸。去上焦湿及热，须用黄芩，泻肺火故也。又如肺有湿，亦宜黄芩；如肺有虚热，宜天门冬、麦门冬、知母，用黄芩多则损脾。去中焦湿与痛，热用黄连，泻心火故也；如中焦有实热，亦宜黄连；若脾胃虚弱不能运转而郁闷，宜黄芩、白术、干葛；若中焦湿热积久而痛，乃热势甚盛，宜黄连，用姜汁炒。去下焦湿肿及痛，膀胱有火邪者，必须酒洗防己、黄柏、知母、草龙胆。又云：凡下焦有湿，草龙胆、防己为君，甘草、黄柏为佐。如下焦肿及痛者，是湿热，宜酒防己、草龙胆、黄芩、苍术。若肥人、气虚之人肿痛，宜二术、南星、滑石、茯苓。黑瘦之人，下焦肿痛，宜当归、桃仁、红花、牛膝、槟榔、黄柏。"

综观丹溪对湿热的论治，反映了其根据湿重、热重、湿热并重及邪客部位、正气盛衰、兼夹证候等证情区别论治，对后世处方用药颇有启发。

倒仓论

《经》曰：肠胃为市，以其无物不有，而谷为最多，故谓之仓，若积谷之室也。倒者，倾去积旧而涤濯，使之洁净也。胃居中，属土，喜容受而不能自运者也。人之饮食，遇适口之物，宁无过量而伤积之乎？七情之偏，五味之厚，宁无伤于冲和之德乎？糟粕之余，停痰瘀血，互相纠缠，日积月深，郁结成聚，甚者如核桃之穰，诸般奇形之虫，中宫不清矣，土德不和矣，诚于中形于外，发为痈疽，为痨瘵，为蛊胀，为癞疾，为无名奇病。先哲制为万病丸、温白丸等剂，攻补兼施，寒热并用，期中病情，非不工巧，然不若倒仓之为便捷也。

以黄牡牛肉①择肥者，买一二十斤，长流水煮糜烂，融入汤中为液，以布滤出渣滓取净汁，再入锅中，文火熬成琥珀色则成矣。每饮一盅，少时又饮，如此者积数十盅，寒月则重汤温而饮之。病在上者，欲其吐多；病在下者，欲其利多；病在中者，欲其吐下俱多，全在活法而为之缓急多寡也。须先置一室明快而不通者，以安病人，视所出之物，可尽病根则止。吐利后或渴，不得与汤，其小便必长，取以饮病者，名曰轮回酒。与一二碗，非惟可以止渴，抑且可以涤濯余垢。睡一二日，觉饥甚，乃与粥淡食之；待三日后，始与少菜自养；半月觉精神焕发，形体轻健，沉疴悉安矣。其后须五年忌牛肉。

吾师许文懿，始病心痛，用药燥热香辛，如丁、附、桂、姜辈，

---

① 肉：原脱，据文义补。

治数十年，而足挛痛甚，且恶寒而多呕，甚而至于灵砂、黑锡、黄芽、岁丹，继之以艾火十余万，又杂治数年而痛甚，自分为废人矣，众工亦技穷矣。如此者又数年，因其烦渴恶食者一月，以通圣散与半月余，而大腑逼迫后重，肛门热气如烧，始时下积滞如五色烂锦者，如柏烛油凝者，近半月而病似退，又半月而略思谷，而两足难移，计无所出。至次年三月，遂作此法，节节如应，因得为全人。次年再得一男，又十四年以寿终。

其余与药，一妇人久年脚气，吐利而安。又镇海万户萧伯善公，以便浊而精不禁，亲与试之有效。又临海林兄，患久嗽吐红，发热消瘦，众以为瘵，百方不应，召予视之。脉两手弦数，日轻夜重，计无所出，亦因此而安，时冬月也。第二年得一子。

牛，坤土也，黄土之色也，以顺为德，而效法乎健，以为功者，牝之用也。肉者，胃之乐①也，熟而为液，无形之物也，横散入肉络，由肠胃而渗透肌肤、毛窍、爪甲，无不入也。积聚久则形质成，依附肠胃回薄曲折处，以为栖泊之窠臼，阻碍津液气血，薰蒸燔灼成病，自非剖肠刮骨之神妙，孰能去之？又岂合勺②铢两之丸散，所能窍③犯其藩墙户牖乎？窃详肉液之散溢，肠胃受之，其厚皆倍于前，有似乎肿，其回薄曲折处，非复向时之旧，肉液充满流行，有如洪水泛涨，其浮陈朽，皆推逐荡漾，顺流而下，不可停留，表者因吐而汗，清道者自吐而涌，浊道者自泄而去，凡属滞碍，一洗而定。牛肉，全重厚和顺之性，盎然涣然，润泽枯槁，补益虚损，宁无精神涣发之乐乎？正似武王克商之后，散财发粟，以赈殷民之仰望也。

---

① 乐：庚子本作"药"。
② 勺：原作"勾"，据庚子本改。
③ 窍：庚子本作"窥"。

其方出于西域之异人，人于中年后亦行一二次，亦却疾养寿之一助也。

【点评】倒仓，是将堆积在肠胃里的异物消除。胃肠为仓廪之本，如若积谷之室。采用"倒"的办法，"倾去积旧而涤濯，使之洁净也。"

倒仓是用牛肉代药，用来治病。为什么？丹溪说，"牛，坤土也，黄土之色也，以顺为德，而效法乎健，以为功者，牡之用也。肉者，胃之乐也，熟而为液，五行之物也，横散入肉络，由肠胃而渗透肌肤、毛窍、爪甲，无不入也。积聚久则形质成，依附肠胃回薄曲折处，以为栖泊之窠臼，阻碍肠胃气血，熏蒸燔灼成病，自非剖肠刮骨之神妙，孰能去之？又岂合勺铢两之丸散，所能窍犯其藩墙户牖乎？"

按五行属性，在畜牛属土，在人体脾胃属土，所以用五畜的土来治疗人体的中土的疾病。

丹溪说，人于中年后，行一二次倒仓法，有裨于却疾养寿。是因为遇到适口的饮食，往往会过量而伤积，会损伤冲和之胃气，中宫不清，土德不和，终至"糟粕之余，停痰瘀血，互相纠缠，日积月深，郁结成聚，甚者如核桃之穰，诸般奇形之虫……发为痈痪，为痨瘵，为蛊胀，为癫疾，为无名奇病"，倒仓乃是便捷良法。

可喜的是，丹溪用此法治疗恩师许谦多年不愈的顽疾，"节节如应，因得为全人，次年再得一男，又十四年以寿终。"

相火论

太极动而生阳，静而生阴，阳动而变，阴静而合，而生水、火、木、金、土，各一其性。惟火有二，曰君火，人火也；曰相火，天火也。

火内阴而外阳，主乎动者也，故凡动皆属火。以名而言，形气相生，配于五行，故谓之君；以位而言，生于虚无，守位禀命，因其动而可见，故谓之相。天主生物，故恒于动；人有此生，亦恒于动；其所以恒于动，皆相火之为也。见于天者，出于龙雷，则木之气；出于海，则水之气也。具于人者，寄于肝肾二部，肝属木而肾属水也。胆者，肝之腑；膀胱者，肾之腑；心胞络者，肾之配；三焦以焦言，而下焦司肝肾之分，皆阴而下者也。天非此火不能生物，人非此火不能有生。天之火虽出于木，而皆本乎地。故雷非伏，龙非蛰，海非附于地，则不能鸣，不能飞，不能波也。鸣也，飞也，波也，动而为火者也。肝肾之阴，悉具相火，人而同乎天也。

或曰：相火，天人之所同，何东垣以为元气之贼？又曰：火与元气不两立，一胜则一负。然则，如之何而可以使之无胜负也？曰：周子曰：神发知矣，五性感物而万事出，有知之后，五者之性为物所感，不能不动。谓之动者，即《内经》五火也。相火易起，五性厥阳之火相扇，则妄动矣。火起于妄，变化莫测，无时不有，煎熬真阴，阴虚则病，阴绝则死。君火之气，《经》以暑与湿言之；相火之气，《经》以火言之，盖表其暴悍酷烈，有甚于君火者也，故曰：相火，元气之贼。周子又曰：圣人定之以中正仁义而主静。朱子曰：必使道心常为一身之主，而人心每听命焉。此善处乎火者。人心听命乎道心，而又能主之以静。彼五火之动皆中节，相火惟有裨补造化，以为生生不息之运用耳，何贼之有？

或曰：《内经》相火，注曰少阴、少阳矣，未尝言及厥阴、太阳，而吾子言之何邪？曰：足太阳、少阴，东垣尝言之矣，治以炒檗，取其味辛能泻水中之火是也。戴人亦言：胆与三焦寻火治，肝和胞络都无异。此历指龙雷之火也。予亦备述天人之火皆生于动，如上文所云者，实推广二公之意。

或曰：《内经》言火不一，往往于六气见之，言脏腑者未之见也。二公岂它有所据耶？子能为我言之乎？《经》曰：百病皆生于风、寒、暑、湿、燥、火之动而为变者。岐伯历举病机一十九条，而属火者五，此非相火之为病之出于脏腑者乎？考诸《内经》，少阳病为瘛疭，太阳病时眩仆，少阴病瞀、暴喑、郁冒、不知人，非诸热瞀之属火乎？少阳病恶寒鼓栗、胆病振寒，少阴病洒淅恶寒振栗，厥阴病洒淅振寒，非诸禁鼓栗，如丧神守之属火乎？少阳病呕逆，厥气上行，膀胱病冲头痛，太阳病厥气上冲胸，小腹控睾引腰脊上冲心，少阴病气上冲胸，呕逆，非诸逆冲上之属火乎？少阳病谵妄，太阳病谵妄，膀胱病狂癫，非诸躁狂越之属火乎？少阳病肤肿善惊，少阴病瞀热以酸，肿不能久立，非诸病肤肿、疼酸惊骇之属火乎？又《原病式》曰：诸风掉眩属于肝，火之动也；诸气膹郁病痿属于肺，火之升也；诸湿肿满属于脾，火之胜也；诸痛痒疮疡属于心，火之用也。是皆火之为病，出于脏腑者然也，注文未之发耳。以陈无择之通敏，且以暖炽论君火，日用之火言相火，而又不曾深及，宜乎后之人不无聋瞽①也，

悲夫！

【点评】"相火论"是丹溪学说的重要内容，包括了相火的内涵，寄藏部位生理功能，相火为病的广泛性以及调治方法。

丹溪所说"相火"的含义，一是指正常的阳气之动，即生理性相火，"天非此火不能生物，人非此火不能有生"，在维持人体生命活动中起到重要的作用。二是指异常的阳气之动，即病理性相火，这种妄动之相火，乃阴虚火亢的邪火，故曰"元气之贼"。

相火寄藏部位是肝肾，为肝肾二脏所专司，且与胆、膀胱、三焦紧密相关。

相火为病包括内伤"五性厥阳之火"戕害人体，又涉及外感火热之邪，或邪从火化引起诸病。

对于相火致病的治疗，丹溪从理学出发，十分重视精神方面的摄养，主张静以制动，其论既阐述了"心主神明，为君主之官"，又发挥了君火与相火之间主次从属关系，强调"正心、收心、养心"，以理智克服欲念，来抑制相火的妄动。

客观分析，由于丹溪不分内因与外因，将火热之证都归咎于相火为患，以致"相火"的概念无限扩大，反而含糊不清，难免引起后人非议。但丹溪所倡导的肝肾之阴，悉具相火的生理观，相火易起，火起于妄，煎熬真阴，阴虚则病，阴绝则死的病理观，人心听命乎道心，主之以静，使火之动中节，相火惟有裨补造化，以为生生不息之用的认识，对于养生保健，延年益寿，是有指导作用的。

在方药应用上，论中提到的"治以炒檗，取其味辛能泻水中之火"，看重的是泻火，结合《丹溪心法》《金匮钩玄》《丹溪治法心要》相关篇章，可知其治疗用药主张。如"阴虚火动难治。虚火可补，实火可泻，轻者可降，重者则从其性而升之。火郁可发，当看何经。凡气有余便是火，火过甚者，必缓之，以生甘草兼泻兼缓，参术亦可。"又如："有补阴则火自降者，炒黄柏，地黄之类。""阴虚本难治，用四物汤加炒黄柏降火补阴，龟板补阴乃阴中之阴。"丹溪创制的大补阴丸，用药生地黄、知母、黄柏、龟甲，滋阴降火，适宜于肝肾阴虚，相火妄动之证的治疗。

左大顺男右大顺女论

肺主气，其脉居右寸，脾、胃、命门、三焦各以气为变化运用，故皆附焉。心主血，其脉居左寸，肝、胆、肾、膀胱皆精血之隧道管库，故亦附焉。

男以气成胎，则气为之主；女挟血成胎，则血为之主。男子久病，右脉充于左者，有胃气也，病虽重可治；女子久病，左脉充于右者，有胃气也，病虽重可治。反此者，虚之甚也。

或曰：左，心、小肠、肝、胆、肾、膀胱；右，肺、大肠、脾、胃、命门、三焦，男女所同，不易之位也。《脉法》赞曰：左大顺男，右大顺女。吾子之言，非惟左右倒置，似以大为充，果有说以通之乎？曰：大，本病脉也。今以大为顺，盖有充足之义，故敢以充言之。《脉经》一部，谆谆于教为医者尔，此左右当以医者为言，若主于病，奚止于千里之谬。

或曰：上文言肝、心出左，脾、肺出右，左主司官，右主司府，下文言左为人迎，右为气口，皆以病人之左右而为言，何若是之相反耶？曰：《脉经》第九篇之第五章，上文大、浮、数、动、长、滑、沉、涩、弱、弦、短、微，此言形状之阴阳；下文关前关后等语，又言部位之阴阳；阴附阳，阳附阴，皆言血气之阴阳。同为论脉之阴阳，而所指不同若此，上下异文，何足疑乎！

赞曰：阴病治官非治血乎，阳病治府非治气乎。由此参考，或恐于经意有合。

【点评】妊娠后，脏腑气血会有相应变化，脉象也会出现端倪。丹溪独重左右寸脉的变化，并由此判断是男是女。其理"男以气成胎，则气为之主；女挟血成胎，则血为之主"，所以右大成男，左大成女。其论与《脉经》的"左大顺男，右大顺女"相反，丹溪解释是，《脉经》是谆谆于教医者，所言左右当以医者为言。其言自圆其说，仅供研究者参考。

其论中"男子久病，右脉充于左者，有胃气也，病虽重可治；女子久病，左脉充于右者，有胃气也，病虽重可治。反此者，虚之甚也。"也为疾病的预后、转归提供了有益的参考。

茹淡论

或问：《内经》谓：精不足者，补之以味。又曰：地食人以五味。古者年五十食肉，子今年迈七十矣，尽却盐醯①，岂中道乎？何子之神茂而急泽也？

曰：味有出于天赋者，有成于人为者。天之所赋者，若谷菽菜果，自然冲和之味，有食之补阴之功，此《内经》所谓味也；人之所为者，皆烹饪调和偏厚之味，有致疾伐命之毒，此吾子所疑之味也。今盐醯之却，非真茹淡者，大麦与粟之咸，粳米、山药之甘，葱、薤之辛之类，皆味也，子以为淡乎？安于冲和之味者，心之收，火之降也；以偏厚之味为安者，欲之纵，火之胜也，何疑之有？《内经》又曰，阴之所生，本在五味，非天赋之味乎？阴之五宫，伤在五味，非人为之味乎？圣人防民之具，于是为备。凡人饥则必食，彼粳米甘而淡者，土之德也，物之属阴而最补者也，惟可与菜同进。《经》以菜为充者，恐于饥时顿食，或虑过多，因致胃损，故以菜助其充足，取其疏通而易化，此天地生物之仁也。《论语》曰：肉虽多，不使胜食气。《传》曰：宾主终日百拜，而酒三行，以避酒祸。此圣人施教之意也。盖谷与肥鲜同进，厚味得谷为助，其积之也久，宁不助阴火而致毒乎？故服食家在却谷者则可，不却谷而服食，未有不被其毒者。《内经》谓：久而增气，物化之常，气增而久，夭之由也。彼安于厚味者，未之思尔。

---

① 醯(xī希)：即醋。

或又问：精不足者，补之以味，何不言气补？曰：味，阴也；气，阳也。补精以阴，求其本也。故补之以味，若甘草、白术、地黄、泽泻、五味子、天门冬之类，皆味之厚者也，《经》曰虚者补之，正此意也。上文谓形不足者，温之以气，夫为劳倦所伤，气之虚，故不足；温者，养也；温存以养，使气自充，气完①则形完矣，故言温不言补，《经》曰劳者温之，正此意也。彼为《局方》者，不知出此，凡诸虚损证，悉以温热佐辅补药，名之曰温补，不能求经旨者也。

【点评】对于味，丹溪有独到认识，谓"味有出于天赋者，有成于人为者"。天赋者，即《内经》所谓的味，如谷菽菜果，自然冲和，助收心，助降火，有补阴之功；人为者，即烹饪调和之味，助欲之纵，资火之胜，有致疾伐命之毒，也即丹溪所反对摄入的。其对味的两分，是对《内经》的"阴之所生本在五味，阴之五宫伤在五味"的很好注脚。

对于《内经》精不足者，补之以味，不言补气，丹溪解释，补味，即补阴精，是求本之治。而形不足者，温之以气，言温不言补，是强调温养使气充盛，避免如《局方》论诸虚损证，均用温热佐辅补药。由此可见丹溪用药之审慎。

---

① 完：庚子本作"充"。

呃逆论

呃，病气逆也。气自脐下直冲，上出于口而作声之名也。书曰：火炎上。《内经》曰：诸逆冲上，皆属于火。东垣谓：火与元气不两立。又谓：火，气之贼也。古方悉以胃弱言之，而不及火，且以丁香、柿蒂、竹茹、陈皮等剂治之，未审孰为降火，孰为补虚？

人之阴气，依胃为养，胃土伤损，则木气侮之矣，此土败木贼也。阴为火所乘，不得内守，木挟相火乘之，故直冲清道而上。言胃弱者，阴弱也，虚之甚也。病人见此，似为死证，然亦有实者，不可不知，敢陈其说。

赵立道，年近五十，质弱而多怒，七月炎暑，大饥索饭，其家不能急具，因大怒。两日后得滞下病，口渴，自以冷水调生蜜饮之甚快，滞下亦渐缓。如此者五七日，召予视，脉稍大不数，遂令止蜜水，渴时但令以人参、白术煎汤，调益元散与之，滞下亦渐收。七八日后，觉倦甚发呃，予知其因下久而阴虚也，令其守前药。然滞下尚未止，又以炼蜜饮之。如此者三日，呃犹未止，众皆尤药之未当，将以姜附饮之。予曰：补药无速效。附子非补阴者，服之必死。众曰：冷水饭多，得无寒乎？予曰：炎暑如此，饮凉非寒，勿多疑，待以日数，力到当自止。又四日而呃止，滞下亦安。

又，陈择仁，年近七十，厚味之人也，有久喘病，而作止不常。新秋患滞下，食大减，至五七日后呃作，召予视，脉皆大豁，众以为难。予曰：形瘦者尚可为。以人参白术汤下大补丸以补血，至七日而安。此二人者，虚之为也。

又，一女子，年逾笄①，性躁味厚，暑月因大怒而呃作，每作则举身跳动，神昏不知人，问之乃知暴病。视其形气俱实，遂以人参芦煎汤饮一碗，大吐顽痰数碗，大汗，昏睡，一日而安。人参入手太阴，补阳中之阴者也，芦则反尔，大泻太阴之阳。女子暴怒气上，肝主怒，肺主气，《经》曰怒则气逆，气因怒逆，肝木乘火侮肺，故呃大作而神昏。参芦喜吐，痰尽气降而火衰，金气复位，胃气得和而解。麻黄发汗，节能止汗。谷属金，糠之性热；麦属阳，麸之性凉。先儒谓物物具太极，学者其可不触类而长、引而伸之乎！

【点评】《内经》有"诸逆冲上，皆属于火"之论，故呃逆之病，多从火治；又有脾胃虚弱之论，用的是丁香、柿蒂、竹茹、陈皮等剂。丹溪从重胃气出发，提出土败木贼，木挟相火直冲清道而上的观点。

赵案，在治疗滞下中出现呃逆，坚守扶土为主，"但令以人参、白术煎汤，调益元散与之"，力排众议，"又四日而呃止，滞下亦安"。陈案，年近七十，患滞下五七日后出现呃逆，"以人参白术汤下大补丸以补血，至七日而安"。两案重在健脾胃，补虚损。

呃逆亦有实证，女子暑月因大怒而呃作，形气俱实，用的是人参芦煎汤催吐，结果"大吐顽痰数碗，大汗，昏睡，一日而安"。丹溪分析，怒则气逆，气因怒逆，肝木乘火侮肺，故呃大作而神昏。人参芦泻太阴之阳，使痰尽气降而火衰，金气复位，胃气得和而解。

---

① 逾笄(jī)：笄，指古代的一种簪子，用来插住挽起的头发，或插住帽子。女子十五岁可以盘发插笄的年龄，即成年。逾笄，已经成年。

房中补益论

或问：《千金方》有房中补益法，可用否？予应之曰：《传》曰：吉凶悔吝生乎动，故人之疾病亦生于动，其动之极也，病而死矣。人之有生，心为火居上，肾为水居下，水能升而火能降，一升一降，无有穷已，故生意存焉。水之体静，火之体动，动易而静难，圣人于此未尝忘言也。儒者立教，曰正心、收心、养心，皆所以防此火之动于妄也。医者立教，恬澹虚无，精神内守，亦所以遏此火之动于妄也。盖相火藏于肝肾阴分，君火不妄动，相火惟有禀命守位而已，焉有燔灼之虐焰，飞走之狂势也哉！《易·兑》取象于少女。兑，说也。遇少男艮为咸。咸，无心之感也。艮，止也。房中之法，有艮止之义焉。若艮而不止，徒有戕贼，何补益之有？

窃详《千金》之意，彼壮年贪纵者，水之体非向日之静也，故著房中之法，为补益之助，此可用于质壮心静，遇敌不动之人也。苟无圣贤之心，神仙之骨，未易为也。女法水，男法火，水能制火，一乐于与，一乐于取，此自然之理也。若以房中为补，杀人多矣。况中古以下，风俗日偷①，资禀日偷，说梦向痴②，难矣哉。

【点评】"正心、收心、养心，皆所以防此火之动于妄也"，防的是心火。心为君主之官，主司精神意识活动，外事时时感应于心，五志六欲七情又都统之于心，心易为物所感而妄动，唯有

---

① 偷：《说文》："薄也。"
② 说梦向痴：即痴儿说梦。指对傻子说梦话而傻子信以为真，比喻凭妄想说不可靠或根本办不到的话。宋·辛弃疾《水调歌头》："莫向痴儿说梦，且作山人索价，颇怪鹤书迟。"

息心静虑，使心不为物欲所迁，情欲所动，才是养心大法。

心为火居上，肾为水居下，水能升而火能降，一升一降无有穷已，故生意存焉。"丹溪此论吸收了儒家的养生观点，强调人心听命乎道心，主之以静，通过精神意识调节，理智地控制各种精神活动，使火动之中节，不违于常。

水主静，火主动，水火高下相召，动静相制。因此，君火妄动，又能下耗肾水，引动相火，而静心养心则是控制火动伤阴的重要环节。"君火不妄动，相火惟有禀命守位而已，焉有燔灼之虐焰，飞走之狂势也哉？"这是对《内经》"恬淡虚无，真气从之"的养慎思想的发挥，强调了意识上的宁谧，精神上的清静，对保护阴精的重要性。

应该说明的是，丹溪对片面强调性生活的补益作用表明了反对态度，并提出了正心、收心、养心，防火之动于妄的独到见解，对于养生保健是大有益处的。

天气属金说

邵子曰：天依地，地依天，天地自相依附。《内经》曰：大气举之也。夫自清浊肇分，天以气运于外而摄水，地以形居中而浮于水者也。是气也，即天之谓也。自其无极者观之，故曰大气，至清、至刚、至健，属乎金者也。非至刚，不能摄此水；非至健，不能运行无息以举地之重；非至清，其刚健不能长上古而不老。

或曰：子以天气为属金者，固《易》卦取象之义，何至遂以属金言之乎？善言天者，必有证于人；善言大者，必有譬于小，愿明以告我。曰：天生万物人为贵，人形象天，可以取譬。肺主气，外应皮毛，《内经》谓阳为外卫，非皮毛乎，此天之象也；其包裹骨肉、腑脏于其中，此地之象也；血行于皮里肉腠，昼夜周流无端，此水之象也。合三者而观，非水浮地，天摄水，地悬于中乎！圣人作《易》，取金为气之象，厥有旨哉。

【点评】此论是丹溪援理述医，以肺为喻，介绍其在人体中的地位与作用。"肺主气，外应皮毛……此天之象也；其包裹骨肉、腑脏于其中，此地之象也；血行于皮里肉腠，昼夜周流无端，此水之象也"。在自然的天地水之间，水浮地，天摄水，地悬于中，为无极者也；在人体中，肺、骨肉腑脏、皮里肉腠，形成一体，而有生生不息之用。欲究人与自然的关系，人的生命规律，丹溪此论值得参考。

张子和攻击注[1]论

愚阅张子和书，惟务攻击，其意以为正气不能自病，因为邪所客，所以为病也，邪去正气自安。因病有在上、在中、在下深浅之不同，立为汗、吐、下三法以攻之。初看其书，将谓医之法尽于是矣。后因思《内经》有谓之虚者，精气虚也；谓之实者，邪气实也。夫邪所客，必因正气之虚，然后邪得而客之。苟正气实，邪无自入之理。由是于子和之法，不能不致疑于其间。

又思《内经》有言，阴平阳秘，精神乃治；阴阳离决，精气乃绝。又思仲景有言，病当汗解，诊其尺脉涩，当与黄芪建中汤补之，然后汗之。于是以子和之书，非子和之笔也。驰名中土，其法必有过于朋辈者，何其书之所言与《内经》、仲景之意若是之不同也？于是决意于得名师，以为之依归，发其茅塞。遂游江湖，但闻某处有某治医，便往拜而问之，连经数郡，无一人焉。

后到定城，始得《原病式》、东垣方稿，乃大悟子和之孟浪，然终未得的然之议论，将谓江浙间无可为师者。

泰定乙丑夏，始得闻罗太无并陈芝岩之言，遂往拜之，蒙叱骂者五七次，赵趄[2]三阅月，始得降接。因观罗先生治一病僧，黄瘦倦怠，罗公诊其病因，乃蜀人，出家时其母在堂，及游浙右经七年，忽一日念母之心不可遏，欲归无腰缠，徒尔朝夕西望而泣，以是得病。时僧二十五岁，罗令其隔壁泊宿，每日以牛肉、猪肚甘肥等，煮糜烂

---

① 注：庚子本作"法"。
② 赵趄(zī jū 资苴)：且前且却，犹豫不定。

与之。凡经半月余，且时以慰谕之言劳之，又曰：我与钞十锭作路费，我不望报，但欲救汝之死命尔。察其形稍苏，与桃仁承气，一日三贴下之，皆是血块痰积方止，次日只与熟菜稀粥将息，又半月，其人遂如故。又半月余，与钞十锭遂行。因大悟攻击之法，必其人充实，禀质本壮，乃可行也，否则邪去而正气伤，小病必重，重病必死。罗每日有求医者来，必令予①诊视脉状回禀，罗但卧听，口授用某药治某病，以某药监某药，以某药为引经，往来一年半，并无一定之方。至于一方之中，自有攻补兼用者，亦有先攻后补者，有先补后攻者，又大悟古方治今病，焉能吻合？随时取中，其此之谓乎！

是时，罗又言：用古方治今病，正如拆旧屋，凑新屋，其材木非一，不再经匠氏之手，其可用乎？由是又思许学士《释微论》曰：予读仲景书，用仲景之法，然未尝守仲景之方，乃为得仲景之心也。遂取东垣方稿，手自抄录，乃悟治病人当如汉高祖踪秦暴②，周武王踪商之后③，自非发财散粟与三章之法④，其受伤之气，倦惫之人，何由而平复也？于是定为阴易乏，阳易亢，攻击宜详审，正气须保护，以《局方》为戒哉。

【点评】本论中，丹溪借对张子和攻击治法的评述，发挥"阴易乏，阳易亢，攻击宜详审，正气须保护"的主张。

张子和着眼于病邪在发病中的作用，视病邪之在上、在中、

---

① 予：原作"其"，据文义改。

② 汉高祖踪秦暴：秦王朝"法密于秋荼，而网密于凝脂"，广大人民"苦秦苛法久矣。"公元前206年，汉高祖刘邦帅起义军率先进入关中，为笼络人心，扩大政治影响，宣布废除秦朝苛法，与民约法三章。

③ 周武王踪商之后：是指周武王灭商后，封纣王的儿子武庚于殷，以安抚商遗民。

④ 三章之法：是汉高祖刘邦在秦末农民战争期间制定的三条简便的法律，"杀人者死，伤人及盗抵罪"，是说杀人、伤人和盗窃各当其罪。

在下不同，立汗、吐、下三法以攻之，其意邪去正自安。

丹溪从最初的信服，在参悟《内经》虚者精气虚、实者邪气实之论，以及仲景之治后，感到困惑，产生怀疑，"何其书之所言与《内经》、仲景之意若是之不同？"于是，游走江湖，拜访名医。到了定城，读到了刘河间《原病式》和李东垣书，后来叩拜罗太无，看到罗治病僧的经过，使他领悟到，"大悟攻击之法，必其人充实，禀质本壮，乃可行也。否则邪去而正气伤"必致坏病。同时，在随师一年半中，发现罗治病并无一定之方，"大悟古方治今病，焉能吻合"？也正是这一过程，使丹溪完善了"阴易乏阳易亢，攻击宜详审，正气须保护"的认识，形成了重要的学术见解。